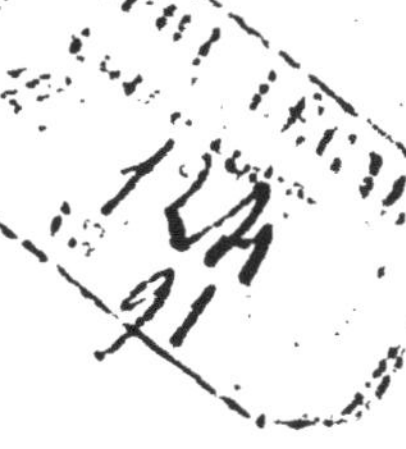

HEMATOTHÉRAPIE

RÉSULTATS EXPÉRIMENTAUX & CLINIQUES

OBTENUS PAR LES

INJECTIONS DE SANG DES CAPRINS

DANS LE

TRAITEMENT DE LA TUBERCULOSE

ET PAR LES

INJECTIONS DE SANG DES BOVIDÉS

DANS LE

Traitement de la Morve Expérimentale

PAR

le Dr G. BERTIN

Médecin des Hôpitaux

Professeur chargé du Cours d'Hygiène à l'École de Médecine de Nantes

Membre du Conseil Central d'Hygiène

ET

J. PICQ

Médecin Vétérinaire, Directeur de l'Abattoir et du Service Sanitaire

Membre du Conseil Central d'Hygiène

Chevalier du Mérite Agricole

Communication faite au Congrès de la Tuberculose de Paris (28 Juillet 1891).

NANTES

Imprimerie du Commerce, rue Scribe, 6

1891

HEMATOTHÉRAPIE

RÉSULTATS EXPÉRIMENTAUX & CLINIQUES

OBTENUS PAR LES

INJECTIONS DE SANG DES CAPRINS

DANS LE

TRAITEMENT DE LA TUBERCULOSE

ET PAR LES

INJECTIONS DE SANG DES BOVIDÉS

DANS LE

TRAITEMENT de la MORVE EXPÉRIMENTALE

1

HEMATOTHÉRAPIE

RÉSULTATS EXPÉRIMENTAUX & CLINIQUES

OBTENUS PAR LES

INJECTIONS DE SANG DES CAPRINS

DANS LE

TRAITEMENT DE LA TUBERCULOSE

ET PAR LES

INJECTIONS DE SANG DES BOVIDÉS

DANS LE

Traitement de la Morve Expérimentale

PAR

le Dr G. BERTIN

Médecin des Hôpitaux

Professeur chargé du Cours d'Hygiène à l'École de Médecine de Nantes

Membre du Conseil Central d'Hygiène

ET

J. PICQ

Médecin Vétérinaire, Directeur de l'Abattoir et du Service Sanitaire

Membre du Conseil Central d'Hygiène

Chevalier du Mérite Agricole

Communication faite au Congrès de la Tuberculose de Paris (28 Juillet 1891).

NANTES

Imprimerie du Commerce, rue Scribe, 6

1891

INTRODUCTION

Sous le nom générique d'Hématothérapie nous entendons toute méthode ayant pour but d'appliquer au traitement de diverses maladies, le sang entier ou son sérum, provenant soit de l'homme soit d'un animal. Nous réserverons le mot Hématégine pour l'emploi du sang de chèvre ou de son sérum, suivant ainsi l'exemple donné par nos savants confrères, M. le professeur Richet et M. le docteur Héricourt, qui ont désigné sous le nom d'Hémocyne l'emploi du sérum de sang de chien dans le traitement de la tuberculose.

En communiquant au dernier Congrès de la tuberculose, dans la séance du 28 juillet 1891, les résultats expérimentaux et cliniques obtenus, dans le traitement de la tuberculose, par l'emploi du sang de chèvre, injecté en entier dans le tissu sous-cutané, nous avons voulu faire connaître les résultats heureux obtenus par cette méthode Hématothérapique, que les travaux de différents auteurs, notamment ceux de MM. Richet et Héricourt, ont essayé de généraliser.

Malgré la bienveillance du Bureau et de l'Assemblée, il nous a été impossible de développer entièrement notre sujet et surtout de citer les observations cliniques qui doivent nous servir de base ; aussi nous avons cru devoir publier cette communication avant l'apparition des comptes rendus de ce Congrès, et l'appuyer sur plusieurs observations de malades traités par cette méthode et dont les faits, les résultats ont été recueillis entièrement par nos confrères qui avaient soigné ces malades.

Ces observations pourraient être bien plus nombreuses si nous avions voulu y ajouter les nôtres : nous avons désiré que le type de chaque variété de la tuberculose fût représenté par une observation, recueillie directement par le médecin soignant le malade qui recevait les injections du sang de chèvre, afin d'éviter ainsi une critique bien naturelle qui aurait pu se produire à l'égard d'observations recueillies par nous, sur des malades auxquels nous aurions appliqué nous-même une méthode qui nous était toute personnelle.

Nous avons voulu faire connaître des faits, des résultats assez heureux pour nous autoriser à vulgariser cette méthode et appeler sur eux l'attention de nos collègues, pour les engager à expérimenter ce nouveau moyen thérapeutique complètement sans danger pour le malade, tout en demandant au temps et à la clinique le soin de contrôler nos expériences, de déterminer la nature des effets, la valeur thérapeutique et les conditions diverses dans lesquelles cette nouvelle méthode pourrait être employée.

Nantes, le 28 *Juillet* 1891.

Docteur G. BERTIN, J. PICQ.

HÉMATOTHÉRAPIE

Dans un premier travail publié en 1890 sous le titre : « *Essai sur la prophylaxie de la Tuberculose* », nous avons cherché à préciser l'action des divers facteurs qui pouvaient jouer un rôle actif dans la propagation de la tuberculose, que tous reconnaissent comme étant aujourd'hui une cause effrayante de mortalité.

Dans cette étude nous avons examiné les effets, 1° de l'hérédité et de la contamination par les crachats, 2° d'une alimentation par des produits tuberculeux (lait, viande), 3° d'une vaccination faite avec un vaccin provenant d'un tuberculeux.

Nous ne voulons pas revenir sur les effets des deux premiers facteurs, mais nous devons nous arrêter un moment sur les résultats que peut donner une vaccination opérée avec un vaccin fourni par un tuberculeux.

Dans notre premier travail nous nous sommes assez étendus sur ce sujet pour conclure à la nécessité de choisir un autre vaccinifère que la génisse et après plusieurs expériences nous avons cru devoir proposer la chèvre comme sujet vaccinifère.

Aujourd'hui que les conclusions du savant directeur du service vaccinal de l'Académie de Médecine, M. le docteur Hervieux approuvent ce choix, il ne nous reste plus qu'à ajouter de nouvelles considérations qui militent en faveur de la chèvre.

Enumérons-les rapidement : Les expériences de Toussaint, affirmant que du vaccin recueilli sur un sujet tuberculeux pouvant donner la tuberculose, ont été reprises par plusieurs expérimentateurs distingués. MM. Strauss, Josserand, Nocard dont conclu à des effets négatifs, tout en recommandant cependant de n'utiliser le vaccin qu'après avoir vérifié, par l'autopsie du sujet, qu'il n'était porteur d'aucune lésion tuberculeuse.

Ce n'est pas toujours ainsi que l'on prépare le vaccin animal, surtout quand on vaccine dans les casernes, dans les établissements scolaires où la vaccination s'opère de génisse à bras ; mais passons pour arriver à des faits plus concluants en faveur de nos craintes.

Le docteur Lennander a publié l'observation d'un étudiant en philosophie âgé de 35 ans, porteur de lésions tuberculeuses cutanées au bras droit, lesquelles d'après les renseignements fournis par la mère du sujet, étaient survenues à la suite d'une première vaccination datant de l'enfance et s'étaient peu à peu étendues à tout le membre supérieur. La guérison a été obtenue après des séances répétées de grattage, d'application du cautère actuel et de transplantations faites suivant le procédé de Tiersch. (*Revue de Thérapeutique* — 21 juin 1890.)

M. le professeur Nocard (d'Alfort) réfute encore la possibilité de cette transmission en objectant la non virulence du sang du tuberculeux et en même temps la pratique de la vaccination à l'aide de la lancette qui, comme on le sait, est un moyen, presque inefficace, de donner la tuberculose.

Sans vouloir énumérer tous les faits relatifs à l'action virulente du sang d'un tuberculeux, on lit dans le premier fascicule des *Annales de la tuberculose* que les expériences de Liouville et que les recherches de Raymond ont toujours donné des résultats positifs, mais à la condition d'opérer avec du sang frais et provenant d'un tuberculeux arrivé à une période avancée de la maladie. Toussaint avait cependant obtenu des succès constants à la suite de plusieurs expériences faites avec du sang frais de porc tuberculeux ou de vache atteinte de pommelière (page 25).

Villemin avait bien démontré que l'inoculation de la tuberculose pouvait se faire par la peau, mais on pensait qu'il fallait un traumatisme violent pour introduire par effraction le virus dans les voies absorbantes.

L'observation clinique est venue prouver que cette transmission par voie cutanée est possible et même relativement fréquente. Dans le numéro de septembre 1890, des *archives de médecine expérimentale*, MM. Dubreuil et Auché (de Bordeaux) ont publié différentes observations de tuberculose cutanée dont l'inoculation cutanée a eu lieu par différents modes qu'il est bon d'examiner.

Une jeune domestique s'inocule le bacille sur les articulations fléchies des deux derniers doigts de la main droite, en lavant avec cette main les mouchoirs imbibés de crachats de sa maîtresse phthisique. Ces nodosités tuberculeuses infectent à un moment le sujet en entier, qui est pris d'accidents pulmonaires. L'examen microscopique et bactériologique ainsi que les inoculations en séries aux cobayes ont affirmé la nature tuberculeuse de ces indurations.

Dans dix-sept cas, la circoncision pratiquée par un opérateur porteur de bacilles, soit dans la salive, soit sur la langue, avait transmis par cette voie le tubercule ; d'autrefois la porte d'entrée a été une coupure, une piqure, un tatouage, une morsure, une perforation du lobule de l'oreille, une injection de morphine pratiquée avec une seringue infectée.

Tous ces faits prouvent évidemment la possibilité de l'infection par la voie cutanée, mais ne pourra-t-on pas nous dire que les liquides pénétrants étaient tous bacillaires, tandis que le vaccin ne l'est pas, si on refuse aux expériences de Toussaint leur valeur, mais notre première observation de Lennander les confirme, ainsi que la virulence du sang d'un tuberculeux, et alors pourquoi rester dans une quiétude parfaite lorsqu'on a surtout la possibilité de se procurer un vaccin nous mettant complètement à l'abri de toute inquiétude?

Ce moyen nous l'avons indiqué dans notre premier travail.

1° Ne permettre la vente d'un vaccin qu'après autopsie de l'animal qui a fourni le vaccin.

2° Substituer autant que possible la chèvre à la génisse.

Mais pourquoi la chèvre ? Ce choix nous a été imposé par la propriété remarquable que possède cet animal d'avoir une *immunité absolue contre la tuberculose spontanée.*

C'est donc cette propriété bien importante pour nous qu'il s'agit de démontrer.

Tous les auteurs sont unanimes pour reconnaître que la chèvre est réfractaire à la tuberculose spontanée. M. Nocard, cité par MM. Thoinot et Masselin, dit (page 200) : Je n'ai pas observé un seul cas de tuberculose naturelle chez la chèvre.

L'*Encyclopédie d'hygiène* (page 138) complète ces renseignements en disant que les observations de tuberculose spontanée sur la chèvre sont trop peu démonstratives pour qu'on puisse en admettre l'authenticité.

Nous avons nous-mêmes essayé de provoquer cette tuberculose dans une expérience d'inoculation sous-cutanée et intrapéritonéale, et nous avons vu l'animal succomber à une péritonite franchement inflammatoire sans présenter la moindre trace de bacilles.

Voyez encore ce qu'écrivait M. Hervieux pour recommander le choix de la chèvre comme vaccinifère. « J'ai prié M. Nocard de me donner son avis sur cette question, et voici ce que m'a répondu l'éminent directeur de l'école d'Alfort :

« On ne connait pas de faits de tuberculose chez la » chèvre en dehors des conditions expérimentales, et » encore dans ce cas il est très difficile de rendre » tuberculeux les animaux de cette espèce. C'est une » notion classique en médecine vétérinaire. »

M. Trasbot, interrogé sur le même sujet, n'est pas moins affirmatif que M. Nocard sur ce fait que la tuberculose ne s'observe pas chez la chèvre.

En présence de ces témoignages si unanimes et apportés par des savants si compétents, nous étions convaincus de la supériorité du choix que nous avions fait. Aussi notre surprise fut grande à la lecture d'un article publié dans la *Revue scientifique*, n°21, janvier 1891, dans lequel il était dit (page 155) que la résistance expérimentale de la chèvre n'était pas aussi bien établie pour ce dernier animal que pour le chien, et à l'appui de cette opinion on disait que M. Nocard avait publié dans le *Recueil de médecine vétérinaire* du 30 juillet 1890 un cas d'une chèvre rendue expérimentalement tuberculeuse.

Il est utile de reproduire presque en entier les paroles de M. Nocard. « Il y a quelques mois, je vous » montrais qu'un traumatisme souvent peu grave peut » suffire à provoquer la manifestation locale d'une » infection ancienne demeurée jusque-là cachée.

» Je veux aujourd'hui vous citer un fait à peu près » analogue que j'ai recueilli sur un sujet d'une autre » espèce considéré à juste titre comme étant presque » absolument réfractaire à la tuberculose.

» Il y aura bientôt cinq ans, c'était le 3 novembre » 1885, une chèvre déjà vieille recevait dans la jugu- » laire une grande quantité de culture du bacille de la » tuberculose. Comme c'est la règle pour les adultes de » cette espèce, la chèvre ne parut pas souffrir de cette » injection et je la conservai longtemps lui faisant » faire une portée chaque année sans qu'elle présentât » le moindre signe d'une maladie quelconque du » poumon.

» Il y a environ deux ans, je donnai cette chèvre à » M. Railliet qui voulut voir si la sarcopte du noir » museau du mouton s'acclimaterait sur la peau de la » chèvre. L'expérience réussit si bien que peu à peu » la sarcopte envahit toute la surface de la peau en » provoquant des lésions graves qui accompagnent » toute gale ancienne et invétérée. Bref la bête, » jusque-là gaie, s'affaiblit graduellement et finit par

» succomber n'ayant plus que la peau et les os. A l'au-
» topsie on trouva les poumons criblés de cavernes et
» il fut facile de s'assurer que toutes les lésions ren-
» fermaient de grandes quantités de bacilles de Koch. »

Ce fait montre donc :

« 1° Qu'une chèvre adulte peut résister pendant de
» longues années à l'injection intra-veineuse d'une
» grande quantité de bacilles tuberculeux en conser-
» vant toutes les apparences de la santé au point d'être
» fécondée trois années de suite, en donnant à chaque
» fois un couple de chevreaux; j'ajouterai que des six
» chevreaux obtenus aucun n'a présenté ultérieure-
» ment le plus petit malaise, ni à l'autopsie la plus
» petite lésion pouvant être rattachée à la tuberculose.

» 2° Que les bacilles injectés dans la jugulaire d'a-
» nimaux de cette espèce peuvent résister pendant de
» longues années sans être détruits par les cellules;
» tant que l'animal qui les héberge reste bien portant
» et vigoureux, ils restent comme endormis dans
» quelque coin du poumon, là où le hasard de la cir-
» culation les a portés, tout prêt à se réveiller, à
» germer, à se développer, à pulluler dès que pour
» une cause ou pour une autre la résistance de l'orga-
» nisme de leur hôte est diminuée.

« La chèvre d'Alfort a été réfractaire à l'action de la tuberculose, tant qu'elle possédait tous ses moyens de défense; elle s'est laissé envahir à mesure que la gale se généralisait et elle a fini par succomber. »

Cette observation très importante provoqua une discussion dans laquelle M. Wéber prononça les paroles suivantes :

« C'est avec le plus grand intérêt que j'ai écouté la

2

» communication de M. Nocard, bien qu'elle m'enlève
» mes dernières illusions. J'avais cru jusqu'ici qu'il
» était encore possible de consommer du lait cru de
» chèvre ; mais je constate avec regret que le privi-
» lège dont semblait jouir l'espèce caprine, à l'endroit
» de la tuberculose n'était qu'apparent. »

M. Nocard répondit immédiatement : « Je crois pouvoir affirmer que les craintes de M. Wéber ne sont pas fondées. La chèvre, après comme avant mon observation, *reste de tous les animaux domestiques que nous connaissons, le moins apte à contracter la tuberculose.*

« *Je ne crois pas qu'il existe une observation authentique de chèvre spontanément tuberculeuse, je veux dire devenue tuberculeuse dans les conditions ordinaires de la vie, et l'observation que je viens de vous signaler montre que même dans les conditions expérimentales les plus redoutables, elle contracte très difficilement la tuberculose.* »

« Il ne faut pas outrer la signification des mots ; lorsqu'on dit d'un animal qu'il est réfractaire à telle ou telle maladie virulente, on veut dire que cet animal ne prendra pas la maladie dans les conditions où elle se transmet ordinairement, mais cela ne veut pas dire qu'il est absolument, définitivement et pour toujours à l'abri de cette maladie. Nous savons, par des faits probants, que l'immunité de race, l'une des plus solides que nous connaissions, peut être cependant vaincue et par des moyens bien simples. »

« Le mouton algérien, réfractaire au sang de rate, meurt charbonneux quand on lui injecte de grandes quantités de sang charbonneux ou de culture de bactéries. Le lapin, réfractaire au charbon symptomatique, prend ce charbon et y succombe lorsqu'on lui inocule en même temps de la culture du micrococcus-prodigiosus considéré par tous les expérimentateurs comme un microbe non pathogène ; on obtient le même effet en injectant au lieu du micro-prodigiosus les produits solubles qu'il a déposés dans le liquide où on le cultive ou, plus simplement encore, l'un de ses produits la triméthylamine. »

« Le rôle adjuvant que le micro-prodigiosus joue à l'égard du charbon symptomatique lorsqu'on l'inocule au lapin, le sarcopte de la gale l'a joué chez la chèvre à l'égard du bacille tuberculeux inoculé en 1885. »

Cependant, dans une séance du mois d'août 1891, à l'Académie des sciences, M. le professeur Bouchard présenta une note de M. G. Colin, dans laquelle ce savant expérimentateur citait le résultat d'une inocution faite à une chèvre, passant l'âge adulte, sous la peau du flanc, par deux lamelles très minces de tubercule pulmonaire d'une vache.

A partir de ce moment, l'évolution de la tuberculose sous-cutanée fit des progrès rapides et, au bout de deux mois moins quelques jours, l'animal fut tué par hémorrhagie. On constata l'existence, sous la peau du flanc, d'un foyer tuberculeux très caractérisé et le poumon énorme, à demi-affaissé, offrait toutes les lésions les plus caractérisées et était semé régulièrement sur toutes les face de tubercules.

Cette observation prouve un fait que nous n'avons jamais mis en doute, qui avait du reste été mis en relief par l'observation de M. Nocard, à savoir : la possibilité de communiquer la tuberculose à la chèvre par la voie expérimentale ; mais nous devons faire remarquer que, dans le cas cité par M. Colin, l'inoculation avait été pratiquée par l'introduction sous la peau de lamelles tuberculeuses provenant d'une vache, tandis que, dans le cas cité par M. Nocard, l'inoculation avait eu lieu par introduction, dans le jugulaire, de cultures bacillaires et qu'alors la résistance de l'animal avait été beaucoup plus considérable.

N'y aurait-il pas dans le mode d'inoculation, dans la nature des produits inoculés, des motifs pour faire varier plus ou moins la résistance de l'animal à l'envahissement bacillaire ? Nous trouvons évidemment la preuve de cette hypothèse dans les expériences relatées dans notre premier mémoire sur la prophylaxie de la tuberculose, dans lesquelles nous avions cherché à rendre tuberculeuse la chèvre.

Voici du reste ces expériences :

Le 30 décembre 1889, une chèvre, un cobaye, un lapin sont inoculés par voie sous-cutanée et péritonéale, avec des produits très virulents fournis par les poumons d'un jeune phthisique décédé dans notre service à l'hôpital général. L'examen bacillaire avait été fait préalablement et nous avait donné des préparations riches en bacilles.

La chèvre est inoculée à l'oreille droite avec le produit purulent d'une caverne pulmonaire ; elle reçoit en outre deux injections intra-péritonéales, flanc gauche, à l'aide de la seringue de Pravaz chargée d'un liquide très virulent obtenu en triturant avec de l'eau distillée ces débris de poumon riches en tubercules.

Le cobaye reçoit, avec le même produit, une injection intrapéritonéale d'une demi-seringue de Pravaz et une inoculation sous-cutanée à la cuisse droite.

Ce cobaye meurt dans les 36 heures d'une septicémie caractérisée par examen microscopique.

Le lapin, très vigoureux, reçoit dans le flanc droit le contenu d'une seringue de Pravaz de notre liquide virulent. En même temps une inoculation à la lancette est faite à l'oreille gauche.

Depuis le moment de ces deux inoculations, l'animal maigrit, se nourrit assez mal et finit par mourir d'une tuberculose généralisée quarante jours après l'inoculation.

La chèvre présente les caractères suivants :

1° Inoculation sous-cutanée de l'oreille droite;

Le 30 décembre, l'oreille est douloureuse, tuméfiée ;

Le 2 janvier, il y a une tuméfaction œdémateuse qui se ramollit et se termine par un abcès.

Le 6 janvier, le point d'inoculation est assaini et recouvert d'une croûte brunâtre.

Vers le 10, la croûte est enlevée, les tissus ont un aspect normal, la plaie est en bonne voie de cicatrisation;

Le 19 janvier, la plaie de l'oreille est complètement cicatrisée, rien du côté des lymphatiques.

2° Injection intra-péritonéale :

A partir de cette inoculation, l'animal maigrit, le ventre est sensible à la pression, les membres sont ramassés, appétit capricieux, l'animal va de plus mal en plus mal.

Le 21 janvier, la chèvre a de la diarrhée, elle est dans un état de misère physiologique très avancé, elle succombe le 24 janvier.

Cette mort, survenue vingt-six jours après les inoculations, nous fait craindre une phthisie aiguë, mais bientôt l'autopsie, pratiquée avec un soin extrême, nous fait connaître la cause réelle de la mort.

Il n'existe aucune lésion macroscopique, soit du côté du foie et des ganglions du hile hépatique, soit du côté du poumon et des ganglions correspondants, soit du côté des ganglions sous-glossiens et parotidiens : tous ces organes sont parfaitement sains.

Un liquide citrin est seul épanché dans la cavité abdominale, le péritoine et le mésentère présentent des arborisations franchement inflammatoires.

L'examen microscopique du liquide péritonéal nous montre la présence de longs bâtonnets mobiles, réfringents. ressemblant à ceux de la septicémie. Avons-nous affaire à une péritonite infectieuse et d'origine tuberculeuse ?

Mais la recherche du bacille de Koch, *répétée plusieurs fois dans le sac ganglionnaire, dans les arborisations de l'épiploon, a toujours été absolument négative.*

Nous inoculons dans la cuisse un cobaye mâle bien portant, avec deux fragments de ganglions bronchiqués; un abcès local se produit, mais bientôt la plaie se cicatrise et l'animal reste en bonne santé.

Ces trois inoculations faites sur la chèvre, par trois expérimentateurs différents, avec des produits de diverses natures, par des voies différentes, montrent :

1° Que, dans le cas de M. Nocard, la chèvre a été très réfractaire à la tuberculose, malgré l'inoculation par voie intravasculaire d'une grande quantité de cultures bacillaires, puisqu'elle a pu conserver pendant plusieurs années sa santé apparente et même ses bacilles sans qu'ils déterminassent, chez elle, des lésions graves et qu'il a fallu *absolument une cause déterminant la diminution de sa résistance normale* pour permettre à ces bacilles introduits et conservés pendant cinq ans, de faire ensuite, sous l'influence de cette diminution de résistance, causée par l'apparition d'une nouvelle maladie cachectique, leur œuvre de destruction.

Dans notre prochain mémoire, nous citerons l'observation entière d'un tuberculeux traité par le sang de chèvre et qui en avait éprouvé une amélioration notable, affirmant l'arrêt et même le retrait du processus infectieux, lorsqu'il contracta un érysipèle de la face. — A la suite de cette nouvelle maladie qui a joué par rapport à lui, comme cause de diminution de résistance, le rôle de sarcopte du noir museau par rapport à la chèvre, l'état général s'est trouvé immédiatement modifié et le processus bacillaire a repris aussitôt une marche rapide.

Comme chez la chèvre, les bacilles paraissaient alors, sous l'influence des injections de sang de chèvre, être devenus négatifs, sans action sur la santé générale, qui se remontait parfaitement avec une grande diminution des signes sthetoscopiques, lorsque l'érysipèle survenant brusquement, est venu modifier cet état, réveiller l'activité bacillaire et alors la tuberculose a aussitôt repris une marche aiguë, que nous cherchons aujourd'hui à enrayer par des injections de sérum.

2° Dans l'expérience de M. G. Colin, la chèvre est inoculée par voie sous-cutanée à l'aide de lamelles tuberculeuses bovines. Le résultat est rapide et général. Ne pouvons-nous pas conclure de ce fait que la tuberculose bovine, qui pour certains auteurs est différente de la tuberculose humaine, jouit, par rapport à la chèvre, de propriétés bien plus virulentes que la tuberculose humaine.

3° En effet, dans notre expérimentation, la chèvre a résisté à l'inoculation bacillaire humaine par la voie sous-cutanée et intra-péritonéale, succombant seulement à un traumatisme péritonéal de nature septicémique, caractérisée par l'existence des vibrions septiques et par l'absence complète de bacilles de Koch, fait encore affirmé par l'inoculation en série, au cobaye, avec les produits des arborisations péritonéales.

Ainsi, de ces observations il ressort d'une façon indiscutable que la chèvre est un animal bien plus réfractaire à la tuberculose que n'importe quel animal ; que si un jour elle a faibli dans l'inoculation expérimentale elle a montré, au point de vue de l'évolution spontanée, une résistance qu'aucun autre animal n'a pu atteindre.

Notre choix est donc légitime, et nous pouvons dire que la chèvre est supérieure à tout autre animal, même au chien, auquel nous reconnaissons bien une certaine résistance à la tuberculose, mais pas aussi complète, même au point de vue spontané, car nous citerons des observations de tuberculose spontanée produite chez des chiens, et plusieurs critiques sérieuses peuvent être faites relativement au choix de cet animal.

En effet :

1° Le chien peut posséder des hématozoaires et

rien ne prouve que son sérum ne contienne des germes de ces parasites, qu'une inoculation pourra introduire dans l'organisme du malade injecté.

2° Le chien peut être rabique, et comme la période d'incubation de cette terrible maladie varie entre quarante et soixante jours, on comprend que l'on ait une certaine répugnance à se servir de son sérum, malgré l'affirmation donnée par certains auteurs que le sang d'un animal rabique n'est pas virulent.

3° Le chien est encore plus facilement tuberculisable que la chèvre, et, par conséquent, sa résistance est moins grande. Les expériences de MM. Richet et Héricourt l'ont prouvé lorsqu'ils ont rendu tuberculisables, dans une certaine proportion, les chiens dont ils voulaient augmenter le pouvoir vaccinal de leur sérum.

Le chien contracte également et facilement la tuberculose par les voies digestives, et il nous a été donné de constater la tuberculose chez un chien devenu phthisique, par l'absorption des crachats bacillaires expectorés, sur le plancher, par son maître tuberculeux.

Le chien a souvent aussi la tuberculose spontanée : à cet égard, nous citerons les observations suivantes : « Société de Biologie (10 janvier 1891). — MM. Cadiot, Gilbert et Roger ont eu l'occasion d'examiner un cas de tuberculose chez un chien. Il s'agit d'un chien de berger qui était atteint de pleurésie. A l'autopsie, on trouva dans la plève gauche, outre l'épanchement, un certain nombre de foyers caséeux, assez gros, très riches en bacilles plus longs que ceux de l'homme, mais se colorant de la même façon par les réactifs.

L'animal avait probablement contracté la tuberculose en mangeant à l'abattoir des débris de viande suspecte. »

« Société de Médecine Vétérinaire (19 avril 1891). — M. Cadiot présente des pièces relatives à un nouveau cas de tuberculose du chien, recueillies par M. Allarousse, vétérinaire à la place de Sétif. »

Congrès de la tuberculose (30 juillet 1891). — « MM. Chantemesse, de Paris, et Le Dantec, de Brest, signalent un cas de tuberculose spontanée chez un chien dont ils présentent les pièces anatomiques. L'animal portait dans divers organes, dans le foie, le sein, des masses blanches lardacées, du volume d'une noisette à celui d'une noix. Ces tumeurs, inoculées à des chiens et à des cobayes, ont produit la tuberculose ordinaire. »

Le chien n'a donc pas un sérum qui lui donne l'immunité contre la tuberculose ; en dehors des expériences du laboratoire, il peut contracter cette maladie spontanément ; la tuberculose spontanée du chien peut passer inaperçue, parce qu'elle revêt l'apparence sarcomateuse ou cancéreuse.

En présence de tous ces faits indéniables, qui prouvent la possibilité et la fréquence encore assez grande de la tuberculose spontanée chez le chien, nous pouvons dire que la résistance de la chèvre est beaucoup supérieure à celle du chien et qu'elle a été démontrée, par les faits expérimentaux cités ci-dessus, et affirmée par les autorités scientifiques nommées précédemment. Aussi avons-nous cru devoir formuler les conclusions suivantes :

Si la chèvre est un animal qui possède une bien

plus grande résistance à la tuberculose spontanée que tout autre animal, c'est qu'elle possède, dans ses liquides organiques, des propriétés bactéricides que nous pouvons utiliser pour conserver l'immunité à des animaux susceptibles de contracter facilement la tuberculose spontanée.

Le paragraphe 3 de notre pli déposé le 10 janvier 1890 à l'Académie de médecine était du reste ainsi formulé :

« La chèvre, animal réfractaire, doit nous servir de sujet pour rendre réfractaires à la tuberculose développée expérimentalement certains animaux susceptibles de contracter facilement cette tuberculose par voie d'injection. » Et c'est ainsi que partis de l'idée de vaccin de la chèvre nous nous sommes appliqués à réaliser des expériences pouvant nous permettre la démonstration scientifique de ce paragraphe 3, expériences dont il est nécessaire de vous parler et qui ont été relatées dans un mémoire adressé le 15 septembre 1890 à l'Académie de médecine. Nous disions :

Après des tentatives et des modes d'expérimentation que nous croyons inutile d'énumérer dans cette communication, qui n'a d'autre but, pour le moment, que de nous permettre de fixer la date de nos expériences et leur priorité, nous osons faire connaître à l'Académie les faits suivants :

Le 13 janvier 1890, une série de huit lapins de neuf à dix mois, du poids de 2 kil. 500 environ, reçoivent, à l'aide de la seringue de Pravaz, une injection intrapéritonéale de produits notoirement tuberculeux, chez lesquels la présence du bacille avait été constatée par le procédé de M. Martin-Herman, préparateur à l'Université de Liège. Trois jours après l'inoculation bacillaire, nous procédons sur trois de ces lapins à une transfusion du sang de chèvre avec l'appareil de Dieulafoy, prenant le sang de chèvre à la jugulaire et l'injectant au lapin par l'auriculaire.

Sur nos trois transfusés, nous enregistrons deux insuccès : ces lapins succombent immédiatement après, à une apoplexie cérébrale déterminée, sans doute, par une trop forte tension vasculaire.

Le lapin qui a résisté à cette opération est actuellement en bonne santé; son poids, qui était de 2 kil. 350 au début de nos expériences, est aujourd'hui porté à 3 kil. 150 gr.

Les cinq lapins non transfusés sont morts de tuberculose géénéralisée dans une période de cinquante à soixante jours.

Il paraitrait résulter de ces expériences que la transfusion du sang de chèvre confèrerait une immunité au lapin contre la phthisie ; de nouvelles séries d'expériences, portant sur une trentaine de sujets, confirment notre manière de voir, et actuellement nous possédons six lapins inoculés avec des produits tuberculeux de diverses natures, tels que : crachats fournis par un phthisique de la clinique de l'Hôtel-Dieu, produits tuberculeux provenant de bœufs saisis comme atteints de tuberculose généralisée et contenant tous d'après nos recherches de nombreux bacilles, et chez lesquels, il y a cinq mois, nous avons transfusé du sang de chèvre, à l'aide du procédé ci-dessus. Ces lapins ne présentent aujourd'hui aucun signe de phthisie.

Quel est le rôle physiologique que joue le sang de

chèvre sur nos sujets inoculés avec des produits bacillaires? C'est une question que nous n'osons encore élucider.

Mais, en principe, nous pouvons dire que la transfusion du sang des caprins aux lapins leur confère une immunité, sinon absolue du moins relative, contre la phthisie, et peut-être aurons-nous là un moyen thérapeutique contre cette redoutable affection, ce que, du reste, la suite de nos expériences confirmera.

Continuant nos expériences, le 9 septembre 1890, nous écrivions à M. le Président de l'Académie une nouvelle lettre dans laquelle nous faisions connaître nos observations. Mais aujourd'hui, désirant appeler, tout particulièrement votre attention sur certains faits, nous ne publierons que les expériences suivantes empruntées à ce mémoire.

Expériences de Laboratoire.

N° 1. — Un lapin, du poids de 2 k. 280 gr., reçoit, le 29 septembre 1890, à l'aide d'une seringue de Pravaz, une injection péritonéale, deux grammes de crachats tuberculeux riches en bacilles.

Ces crachats avaient été préalablement dilués dans de l'eau distillée pour favoriser leur absorption.

Ce même lapin pesé, le 10 octobre 1890, c'est-à-dire douze jours après l'inoculation bacillaire, ne pèse plus que 2 kil. 110 gr., il avait donc perdu 170 gr.; c'était là une preuve de l'évolution bacillaire, car des lapins inoculés avec les mêmes crachats, mais transfusés immédiatement et placés dans les mêmes conditions n'avaient pas maigri.

Le même jour, c'est-à-dire le 10 octobre, le n° 1 reçoit dans la jugulaire, à l'aide du transfuseur Colin, 5 grammes de sang de chèvre.

L'animal reste bien portant jusqu'à la fin d'octobre; à cette époque il maigrit et, le 5 novembre 1890, on le trouve mort dans sa cage: soit trente-six jours après l'inoculation et vingt-quatre jours après la transfusion.

Cette mort imprévue nous étonne, les lapins de la même série transfusés et inoculés immédiatement étant bien portant, et ayant gagné du poids.

Nous procédons à l'autopsie avec le plus grand soin, et nous ne constatons rien du côté des poumons, des ganglions bronchiques et sous-glossiens.

Le foie est criblé de taches blanchâtres dont l'explication nous est suffisamment donnée par la présence de cysticerques pisiformes ayant envahi tout le mésentère.

En effet, la première phase du développement du cysticercus pisiformis a lieu dans le foie. Nous avons pu maintes fois constater ce fait, ayant perdu un assez grand nombre d'animaux de cachexie vermineuse.

Notre n° 1 était donc mort de cette affection, et comme lésion pouvant se rapporter à l'évolution bacillaire, il présentait au point d'inoculation une petite masse, de la grosseur d'une noisette, dont les parois étaient fortement indurées et renfermaient au centre une matière purulente que l'examen microscopique nous a démontré ne pas contenir de bacilles.

Nous sacrifions le même jour trois des lapins inoculés et tranfusés le 20 septembre 1890. L'examen le plus attentif ne nous décèle rien ayant trait à la phthisie.

Tous les organes sont sains. Les animaux sont en excellent état, un seul présente quelques rares cysticerques.

Deux lapins témoins inoculés le même jour avec les mêmes crachats, et n'ayant pas été transfusés, sont également sacrifiés.

Ils présentent à l'autopsie toutes les lésions d'une tuberculose abdominale : abcès, engorgement ganglionnaire, pus recueilli riche en bacilles.

Réflexions. — Dans cette observation, le type n° 1 nous confirme dans notre hypothèse que la transfusion du sang de chèvre empêche et arrête le développement de la tuberculose, car ce lapin nous a présenté d'abord une évolution bacillaire constatée extérieurement par son amaigrissement et arrêtée ensuite par la transfusion du sang de chèvre, jusqu'au moment où la cachexie vermineuse l'emporte.

Ensuite, nous voyons trois lapins transfusés et inoculés le même jour ne rien présenter à l'autopsie et deux autres lapins, inoculés avec le même produit, mais non transfusés, présenter une tuberculose abdominale que le sacrifice prématuré a seul empêchée de se généraliser.

N° 2. — Un lapin est inoculé avec des crachats de phthisiques, le 15 mars 1890, dans la cavité péritonéale et à l'oreille, à l'aide de la seringue de Pravaz (4 grammes de liquide virulent); le 19 mars, on lui transfuse à la jugulaire 5 grammes de sang de chèvre.

Phénomènes consécutifs. — Dans les deux mois qui suivent l'inoculation, deux abcès se forment aux points d'inoculation, ils sont débridés et la cicatrisation s'opère très rapidement.

Ce lapin ne maigrit pas, il est en bonne santé, nous le sacrifions le 29 septembre 1890, six mois et quatorze jours après l'inoculation virulente et six mois dix jours après la transfusion.

Autopsie. — Foie sain, ganglions sous-glossiens et bronchiques indurés, mais pas de foyers caséeux.

Poumons : A la partie antérieure du lobe droit six granulations de la grosseur d'une tête d'épingle absolument crétacés.

Aux points d'inoculation : A l'oreille, une induration formée par du tissu cicatriciel ; à l'abdomen, une induration se continuant par une petite traînée lymphatique renfermant un peu de pus.

La recherche microscopique est faite dans ce pus par le procédé Ehrlich et donne des résultats parfaitement négatifs.

Réflexions. — L'envahissement bacillaire avait certainement eu lieu, les rares tubercules du poumon, l'induration ganglionnaire, l'induration et l'abcès de la paroi abdominale en sont des preuves irréfutables.

Mais l'on ne peut mettre en doute l'action microbicide du sang transfusé, car sans elle notre sujet aurait fatalement succombé à une tuberculose généralisée.

N° 3. — Un lapin inoculé, le 25 mars 1890, par injection intra-péritonéale avec des crachats tuberculeux reçoit à l'aide du transfuseur cinq grammes de sang de chèvre et cela immédiatement après l'inoculation.

Le 29 septembre, six mois et quatre jours après,

l'animal est sacrifié et ne présente à l'autopsie aucune lésion tant macroscopique que microscopique.

N° 6. — Ce lapin pesait, le 29 septembre 1890, 1 kilo 650 grammes. Ce jour, il reçoit en inoculation sous-cutanée à la face interne de la cuisse du tubercule d'un bœuf saisi pour tuberculose généralisée. Le même jour, il est transfusé à l'aide de l'appareil Colin (5 grammes de sang de chèvre jugulaire droite).

Le 5 novembre 1890, il était sacrifié, c'est-à-dire trente-huit à trente-neuf jours après l'inoculation tuberculeuse et la transfusion.

Autopsie. — Poumon, foie, péritoine, mésentère complètement sains.

Le point d'inoculation de la cuisse est fortement induré. Incisés, les tissus qui constituent cette petite grosseur crient sous l'instrument tranchant. Nous avons affaire à une véritable sclérose du tubercule. Pas de foyers caséeux, pas d'engorgements ganglionnaires. La terminaison heureuse du tubercule d'inoculation est une preuve de plus de la valeur bactéricide du sang de chèvre.

Ces résultats nous permettent de formuler les conclusions suivantes : Le sang de chèvre transfusé détermine chez les lapins inoculés avec des produits tuberculeux un état bactéricide, grâce auquel les organismes résistent à l'invasion du bacille quand la transfusion a lieu en même temps que l'inoculation, et si au contraire la transfusion est postérieure à l'inoculation, elle permet à ces mêmes organismes de triompher alors que les bacilles ont commencé leur action destructive.

Cet état bactéricide, obtenu chez nos animaux par la transfusion du sang de chèvre, ne pourrait-il pas également être obtenu chez les phthisiques? Ce sang d'un animal réfractaire à la tuberculose ne pourrait-il pas jouer chez l'homme le rôle d'un vaccin, ou tout au moins, dans le cas d'invasion bacillaire, arrêter comme chez les lapins la marche de ces micro organismes et conférer une immunité curative?

Les faits précédents pourraient le faire croire et nous sommes tout préparés à appliquer cette transfusion sur les premiers phthisiques qui voudront bien s'y soumettre, des expériences de transfusion avec du sang de mouton ayant déjà été faites à l'homme sans déterminer d'accidents. Nous croyons être dans le vrai en appliquant ce mode de traitement.

Indépendamment de ces expériences nous entreprenons des cultures du bacille de Koch dans différents sérums : tous les tubes étaient remplis le même jour, mis dans le même autoclave et en un mot dans des conditions identiques. De magnifiques colonies se développent dans le sérum des bovidés, tandis que le sérum du caprin reste absolument indemne.

D'après ces faits, joints à ceux si savamment exposés par MM. Richet et Héricourt, nous pouvions croire que le sang d'un animal plus ou moins réfractaire à la tuberculose, injecté en entier comme d'après notre méthode, ou seulement en partie, d'après la méthode de MM. Richet et Héricourt, qui n'introduit que le sérum du chien, avait la propriété soit de s'opposer à l'envahissement bacillaire, soit de neutraliser dans une certaine mesure le développement des bacilles de Koch.

Mais cette théorie devait, si elle était vraie, se généraliser pour les autres maladies microbiennes; en effet, nous voyons MM. Behring et Kitasato (de Berlin) provoquer l'immunité pour le tétanos et la diphthérie chez les lapins et les souris en leur transfusant le sang d'animaux rendus réfractaires par des vaccinations atténuées.

MM. Bouchard et Charrin n'arrivaient-ils pas à un résultat identique avec le bacille pyocyanicus?

Enfin dernièrement MM. Ogata et Jasuhara ont démontré que beaucoup d'animaux réfractaires au charbon, tels que les rats blancs, les chiens et les grenouilles, possédaient un sang bactéricide pour le bacille anthracique et qu'il suffisait d'injecter ou de transfuser une petite dose de ce sang à des animaux susceptibles de prendre le charbon, pour leur conférer l'immunité.

Ainsi, en injectant à des souris une goutte de sang de grenouille ou une demi-goutte de sang de chien, ils constatèrent que les souris ainsi injectées devenaient réfractaires à l'inoculatian charbonneuse.

Dans un cas même, une souris de 10 grammes a été rendue réfractaire par la dose entièrement minime d'un quart de goutte de sang de chien.

Ainsi d'après Ogata et Jasuhara, cette méthode d'immunisation doit être généralisée, car elle agit non seulement prophylactiquement, mais encore thérapeutiquement.

Mais, avant de l'appliquer thérapeutiquement, nous avons voulu voir si cette hypothèse scientifique se généralisait; aussi MM. Picq et Chénot l'appliquèrent à la morve, maladie également infectieuse et dont le bacille a été découvert par M. le professeur Bouchard avant que la technique indiquée par MM. Loffler et Schulz en permit facilement l'étude. Il est donc nécessaire de vous faire connaître le résultat de ces expériences.

Morve expérimentale du Cobaye

(1re *Série*.)

TRAITEMENT PAR LES AGENTS MÉDICAMENTEUX CLASSIQUES DITS BACTÉRICIDES, TELS QUE IODOFORME, SUBLIMÉ, NITRATE D'ARGENT, ETC.

CAISSE N° 1. — Le 21 juin 1890, quatre cobayes, dont deux mâles et deux femelles, sont inoculés avec tubercules provenant d'un cheval atteint de morve chronique et sub aiguë ; inoculations au plat de la cuisse. Le 30 juin, tous les points inoculés sont ulcérés; de plus, nombreux abcès inguinaux, testiculaires, ulcérations vulvaires sur une femelle.

Le 3 juillet une femelle meurt.

Autopsie. — Ganglions précruraux, sous lombaire, intestinaux transformés en abcès gros comme des pois, rate farcie de tubercules miliaires, organes thoraciques sains.

L'examen microscopique, procédé Loffler, montre de nombreux bacilles.

On recueille aseptiquement les ganglions sous-lombaires qui servent à inoculer d'autres cobayes. (1er passage — voir caisse n° 2.)

Le 10 juillet un cobaye mâle meurt de morve généralisée.

Autopsie. — Ganglions hypertrophiés, abcès péritesticulaires, foie rempli de petits tubercules perlés, poumons hypérémiès, examens microscopiques bacillaires.

Les deux autres cobayes, un mâle et une femelle maigrissent, les ulcérations s'étendent ; on les lave au sublimé (liq. de Van Swieten), puis on les recouvre d'iodoforme. Apparences de fausses cicatrisations ; sous les croûtes, apparaissent de nouvelles ulcérations à bords irréguliers, taillés à pic.

Nouveaux lavages les 12, 13 et 15 juillet sans améliorations; apparition, le 15, d'abcès précruraux. Ponction des abcès le 20, nouveaux lavages, pulvérisations d'ether iodoformé.

Les abcès se ferment puis se remplissent de nouveau d'un pus épais d'assez bonne nature.

Le 22, le cobaye mâle meurt de morve généralisée.

Autopsie. — Mêmes lésions que précédemment.

L'état de la femelle qui reste semble s'améliorer, tous les jours lavages et pulvérisations d'éther iodoformé.

Le 26, la femelle accouche de deux petits.

A partir de ce moment, on cesse tout traitement.

CAISSE N° 2. — (1er passage) Le 4 juillet 1890, six cobayes, dont quatre mâles, sont inoculés avec les ganglions sous-lombaires purulents, de la femelle morte le 3, de morve généralisée, (caisse n° 1).

Inoculations sous-cutanées à la face interne de la cuisse.

Le 10 juillet, tous les points inoculés sont ulcérés et laissent écouler un pus épais crémeux.

Lavages à la liqueur de Van Swieten et cautérisations au nitrate d'argent. Résultats nuls. Les chancres continuent à évoluer, à s'étendre en longueur et en profondeur.

Le 13 juillet, ulcérations vulvaires et orchites volumineuses.

Le 15 juillet, cautérisations au fer rouge des chancres d'inoculation et des ulcérations vulvaires.

Fausses cicatrisations ; sous les eschares apparaissent de nouvelles ulcérations.

Le 16 juillet au matin, un mâle est trouvé mort.

Autopsie. — Abcès multiples dans les cavités abdominale et pelvienne, néphrite morveuse, nombreux tubercules dans le foie, poumons congestionnés par îlots.

Les ganglions sous-lombaires sont recueillis et servent à faire de nouvelles injections (2e passage, caisse n° 3).

Le 21 juillet, trois nouveaux cobayes meurent.

Autopsies. — Toujours les mêmes lésions : abcès splénites, néphrites morveuses, infarctus pulmonaire.

Le 24, la femelle à abcès vulvaires accouche d'un petit qui meurt dans la soirée.

Autopsie. — Pas de lésions apparentes.

De même que la femelle mère de la caisse n° 1, celle de la caisse n° 2 paraît guérir spontanément après la mise bas.

Ses ulcérations se cicatrisent.

CAISSE N° 3. — (2e passage).

Le 16 juillet 1890, quatre cobayes, dont trois mâles, sont infectés avec abcès sous-lombaires du cobaye mâle mort de morve généralisée (1er passage) après 12 jours de maladie.

Le 20, apparition d'abcès aux points inoculés ; plaies ulcéreuses et hypertrophiées, ganglionnaires, inguinales, précrurales et abdominales, traînées lymphatiques, amaigrissement ; cautérisations au fer rouge, pulvérisations d'éther iodoformé, d'eau créolinée.

Résultats peu appréciables. Après lavage au sublimé, pansement de toutes les plaies ulcéreuses avec calomel, le 30 juillet.

Le 6 août, plusieurs plaies ulcéreuses semblent avoir diminué d'étendue et de profondeur : nouvelles poussées d'abcès.

Le 7, un cobaye mâle tombe paraplégique.

Le 9 août, mort du cobaye paraplégique.

Splénite morveuse, abcès intestinaux, nombreux fragments recueillis pour faire de nouvelles inoculations, caisse n° 4.

Le 10 août, deux cobayes, un mâle et une femelle, sont trouvés morts.

Autopsie. — Ulcérations, abcès et tubercules hépatiques.

Le 11, le dernier cobaye est sacrifié, mêmes lésions que chez les autres.

CAISSE N° 4. — (3e passage.)

Le 9 août 1890, six cobayes, dont quatres mâles, sont inoculés avec abcès provenant du cobaye traité au fer rouge, à l'éther iodoformé, à la liqueur de Van-Swieten et au calomel, le tout sans résultat, et mort après vingt-quatre jours de maladie. (caisse n° 3).

13 août, abcès et ulcérations sur cinq cobayes, plaie simple sur le 6e.

Les cinq cobayes infectés sont traités intus et extra avec liqueur iodée de Gromme et solution de Lugol. { iode 1 g. / I lo K 2 g. / eau distillée 300 g.

Le 18 août, deux cobayes meurent.

Autopsie. — Morve pulm, infarctus et tubercules miliaires, péritonite purulente, orchite purulente, sert à faire de nouvelles inoculations (caisse n° 5).

Les autres cobayes maigrissent rapidement, l'un d'eux présente sur le dos une large ulcération avec pus grisâtre fétide.

Le 20, irrigations des plaies ulcéreuses avec liqueur de Gromme.

Le 23, pas de changements, si ce n'est sur un cobaye femelle, dont les ulcérations semblent se rétrécir en même temps que l'état général est un peu moins mauvais.

Le 23 au soir, mort du cobaye à large ulcération dorsale.

Autopsie. — Peu de lésions internes, mais traînées lymphatiques sous-cutanées depuis le point d'inoculation jusqu'au chancre du dos, adénites de tous les ganglions poplités, cruraux, inguinaux.

Culture sur pomme de terre stérilisée à 115°, nombreux bacilles le quatrième jour, injection à un cobaye (caisse métallique,) et scarifications frontales à un chien. Résultats positifs : inflammation périphérique, ulcération caractéristique du front du chien. Préparations microscopiques conservées.

La femelle ne présentant pas de lésions apparentes

est sacrifiée. L'autopsie ne décèle rien; la culture sur pomme de terre du liquide péritoneal reste stérile.

Le cobaye de la caisse métallique abandonné à lui-même meurt le 28 août à 4 heures du soir.

Autopsie. — Péritonite morveuse, nouvelle culture virulente pour une chienne, préparations microscopiques conservées.

La femelle améliorée est atteinte d'une recrudescence de la maladie et succombe le 5 septembre, avec péritonite purulente. Le dernier cobaye est sacrifié, abcès à pus épais, grisâtre, engorgement des anneaux inguinaux.

Abcès sous-lombaires et néphrite à gauche.

CAISSE N° 5. — (4e passage).

Le 18 août 1890, cinq cobayes sont injectés avec produits morveux (des poumons et des abcès abdominaux) recueillis sur les deux morts de la caisse n° 4, le 18 août. Deux injections intrapéritonéales, trois injections sous-cutanées.

Le 20 août, un injecté dans le péritoine, meurt avec péritonite purulente (pas de vibrions septiques. mais nombre prodigieux de spores ou microcoques).

La culture sur pomme de terre donne naissance à des bâtonnets abondants qui, inoculés en scarifications à une petite chienne, ne donnent rien. Il faut tenir compte, toutefois, que cette petite chienne, reconduite immédiatement au chenil, a été léchée par ses camarades, qui ont pu ainsi débarrasser la place d'inoculation des matières virulentes.

Le 23 août, deux mâles sont trouvés morts.

Autopsie. — Larges ulcérations aux points inoculés, traînées lymphatiques, abcès pré-cruraux et poplités, rate farcie de tubercules perlés. Servent à faire de nouvelles inoculations.

Les deux derniers cobayes sont encore traités d'après la méthode du docteur Lévy, mais sans résultats définitifs, car l'un finit par mourir le 7 septembre, l'autre a disparu.

Autopsie. — Faite le 8 septembre : abcès abdominaux contenant un pus très épais avec coque fibreuse assez résistante, quelques tubercules spléniques ayant aussi un aspect de chronicité morgué. Le deuxième cobaye a malheureusement disparu.

CAISSE N° 6. — (5e passage).

Le 26 août 1890, quatre cobayes sont infectés avec produits des cobayes morts le même jour (caisse n° 5), après huit jours de maladie.

Le 28, toutes les plaies d'inoculation sont ulcérées avec zone inflammatoire, très étendue chez les deux cobayes.

Le 28, les deux cobayes à zone inflammatoire étendue présentent de gros abcès avec orchite opposée au point d'inoculation.

Deux irrigations après lavage avec liqueur de Gromme iodée.

Les deux autres cobayes sont laissés comme témoins.

L'un d'eux meurt le 31 août, à 8 heures du soir. Morve généralisée à l'autopsie.

Les abcès des traités se reforment après lavage et irrigations iodées. Le 4 septembre, le deuxième témoin meurt de farcin aigu généralisé.

L'un des traités tombe paralysé, l'autre semble aller mieux, la maigreur diminue.

Le 7 septembre, le paralysé succombe.

Autopsie. — Amaigrissement considérable, abcès abdominaux, splénite morveuse, subaiguë, infarctus pulmonaire.

Conclusions. — Ces expériences nombreuses et répétées prouvent que les traitements de la morve expérimentale par l'iodoforme, le sublimé, le nitrate d'argent, le feu sont complètement inefficaces, soit pour arrêter l'infection, soit pour cicatriser les ulcérations morveuses et que le traitement iodé a seul retardé l'issue fatale de la maladie.

Morve expérimentale

(2e *Série*)

TRAITEMENT PAR DES INJECTIONS DE SANG DE BOVIDÉS.

CAISSES nos 7 et 8. — 17 août 1890, douze cobayes sont inoculés (cuisse gauche) avec produits morveux, pris sur cheval abattu pour morve.

6. 8 — Six sont laissés comme témoins.

6. 7 — Six sont injectés avec du sang de veau immédiatement après infection — une seringue Pravaz d'un gramme pour chaque cobaye — injections sous-cutanées et intra-musculaires.

La résorption du sang recueilli au sortir de la veine est presque instantanée.

Le 18 et 19, pas de modifications appréciables. Le 20, engorgement œdémateux autour de l'inoculation des témoins.

Plaies cicatrisées chez tous, pas ou peu d'œdème chez les injectés au sang de veau.

Le 21-22, peu de changements; le 25, abcès chez cinq témoins, rien chez les injectés.

Le 27, les injectés présentent toutes les apparences de la santé.

Deux témoins ont de l'orchite à droite (côté opposé à l'inoculation).

Un témoin femelle présente une large ulcération au point inoculé et un abcès volumineux; un autre témoin est atteint de lymphangite avec adénite précrurale gauche.

Le 1er septembre, un témoin mâle meurt de morve généralisée. Culture sur pomme de terre et sur sérum de cheval. La culture sur pomme de terre donne de très belles colonies. Celle sur sérum reste stérile.

Le 6 septembre, inoculation d'une parcelle de culture sur pomme de terre à deux cobayes placés dans un petit panier (1er passage).

Le 8 septembre, les injectés au sang de veau sont tous bien portants. La femelle à abcès vulvaire est très maigre. Un témoin mâle tombe paralysé des membres postérieurs.

Le 15 septembre, deux nouvelles morts chez les témoins (lésions ordinaires, inoculations frontales à une chienne).

Le 17 septembre, sacrifice du témoin réfractaire. A l'autopsie, abcès sous-lombaires. Culture positive sur pomme de terre et inoculations frontales à une chienne suivies, au bout de cinq jours (22 septembre), d'ulcération spécifique.

Le 19 septembre, la femelle à abcès vulvaire meurt; peu de lésions internes. Le 23, le paraplégique est trouvé mort — l'autopsie n'a pas été faite.

Le 23 septembre, sacrifice des injectés : chez trois, pas de traces de lésions ; chez un, petite traînée lymphatique partant du point d'inoculation aux ganglions inguinaux. Culture sur pomme de terre reste stérile.

Chez les deux autres, légère adénite des ganglions précruraux ; inoculations à trois cobayes laissés ensemble dans la caisse 7, pas d'infection, un abcès local seulement chez un mâle ; l'examen microscopique n'a pas décelé de bacilles de Löffler.

Sacrifice des trois cobayes, le 7 octobre ; pas trace de lésions.

L'un des cobayes du petit panier meurt le 9 octobre, après trente-deux jours de maladie. L'autre est sacrifié après infection de quinze cobayes.

Autopsies. — Abcès, ulcérations, adénites morveux.

CAISSES nos 9, 10, 11 (2e passage).

Le 9 octobre 1890, quinze cobayes sont inoculés avec produits morveux, prélevés sur un cobaye sacrifié après trente-deux jours de maladie, provenant d'une inoculation faite avec culture morveuse sur pomme de terre.

Parmi les quinze sujets d'expériences, caisse 9, cinq sont inoculés avec seringue de Pravaz, cavité péritonéale.

Les dix autres (parmi lesquels cinq sont laissés comme témoins) sont inoculés à la face interne de la cuisse droite.

Caisse 9. — Le 10 octobre, les cinq inoculés dans le péritoine reçoivent chacun 1 gramme de sang de veau en injection péritonéale.

Caisse 11. — Le 11 octobre, cinq cobayes inoculés

à la cuisse reçoivent chacun 1 gramme de sang de bœuf en injection intra-musculaire.

Les 12, 14, 15, pas de modifications appréciables.

Le 16, petites plaies ulcéreuses chez trois témoins (caisse 10), abcès d'inoculations chez les deux autres.

Caisse 9. — Les cinq inoculés dans la cavité péritonéale et injectés dans la même cavité présentent toutes les apparences de la santé, pas traces de sensibilité des parois abdominales.

Caisse 11. — Les cinq inoculés à la cuisse et injectés le surlendemain n'ont que des petites plaies déjà cicatrisées; chez deux, traces d'inflammation périphérique avec décollement de la croûte cicatricielle. Lavage des petites plaies avec sang de veau.

Le 18, nouvelles injections de sang intra-péritonéales chez les cobayes inoculés à la seringue.

Nouvelles injections chez les inoculés à la face interne de la cuisse.

Un témoin mâle présente un sarcocèle volumineux (toujours du côté opposé au point d'inoculation).

Plaies ulcéreuses, adénites précrurales.

Le 20, rien de nouveau chez les injectés.

Apparition d'ulcérations cutanées chez trois témoins; tous les cinq maigrissent sensiblement.

Le 23, toutes les plaies d'inoculations sont cicatrisées chez les injectés de la caisse n° 11.

Caisse 10. — Un témoin mâle (Sarcocèle) est trouvé mort.

Autopsie. — Traînée lymphatique depuis l'ulcère d'inoculation jusque dans le côté abdominal. Abcès dans les divers ganglions et de la gaine vaginale. Abcès sous-lombaire, gros comme une noisette, sert à inoculer quinze nouveaux cobayes. Culture positive sur pomme de terre, examen microscopique affirmatif.

Le 25, les dix transfusés au sang de bœuf et de veau se portent très bien.

Deux sont sacrifiés : un, à inoculation intra-péritonéale, ne présente qu'une teinte louche, avec léger épaississement du péritoine pariétal du côté où ont été faites les inoculations et les injections.

Un, à inoculation sous-cutanée, très léger cordon, allant du point d'innoculation au ganglion précrural gauche légèrement hypertrophié.

Culture sur pomme de terre négative.

Le 27, un témoin femelle meurt de morve et de farcin : trainées lymphatiques, abcès cutanés et ulcères spécifiques, adénite de tous les ganglions abdominaux.

Le 30, quatre guéris ; deux de chaque caisse sont sacrifiés. Pas de lésions appréciables ; deux petites chiennes reçoivent, sur des scarifications frontales, un peu de sérosité péritonéale. Rien ne se manifeste : les scarifications se cicatriseent en deux jours.

CAISSES N° 12, 13 et 14. — (3e passage.)

28 octobre 1890, quinze cobayes sont inoculés avec abcèssous-lombairesde femelle témoin (caisse n° 10), morte hier de diathèse farcino-morveuse, après dix-huit jours de maladie.

Inoculations sous-cutanées, cuisse droite.

Le 30 octobre, toutes les inoculations ont pris, un cobaye tire la jambe très œdématiée.

Le 2 novembre, abcès et plaies ulcéreuses, sarcocèles.

Cinq cobayes, pris au hasard, placés dans la caisse n° 12, serviront de témoins.

Cinq autres, également pris au hasard, sont placés dans la caisse n° 13 les cinq derniers restent dans la caisse n° 14.

Les cobayes de la caisse 13, se répartissent en trois mâles et deux femelles : sarcocèles, abcès d'inoculations, plaies ulcéreuses, chancres vulvaires.

Injection de un gramme de sang de veau à chaque malade, irrigations des plaies et des chancres, grattage des abcès.

Caisse n° 14, les cobayes se répartissent en quatre mâles et une femelle : sarcocèles, un paralysé, abcès et chancres.

Sont traités intùs et extrà avec liqueur iodée du docteur Lévy.

Le 3 novembre, un cobaye témoin de la caisse n° 12, meurt subitement.

Autopsie. — Néphrite unilatérale (A. G.), cœur ecchymosé dans son épaisseur et à la surface, tumeur abdominale indéterminée, pas d'autres lésions.

Le 4, nouvelles injections de sang et de liqueur iodée.

Le 5, un deuxième témoin meurt :

Large ulcère dorsal, abcès nombreux, adénite et splénite morveux, sert à faire quinze nouvelles infections.

Le 6, nouvelles injections de sang (caisse n° 13) et de liqueur iodée (caisse n° 15).

Le 7, un témoin présente un abcès sus-orbitaire énorme, maigreur très accusée chez tous.

Les injectés au sang de veau se portent bien, les abcès ne se reforment pas, les ulcères se cicatrisent.

Le 7 au soir, le cobaye à l'abcès sus-orbitaire meurt ; mêmes lésions que précédemment.

Le 8, nouvelles injections de sang et de liqueur iodée.

Parmi les cinq traités à la liqueur iodée, une femelle semble moins malade, les quatre mâles sont maigres, les sarcocèles ne changent guère d'aspect, les chancres se recouvrent de croûtes, qui enlevées laissent voir une plaie à bords irréguliers, les abcès persistent malgré les injections périphériques et internes.

Le 10, un cobaye mâle, traité à la liqueur iodée, tombe paraplégique.

Nouvelles et dernières injections de sang de veau aux cinq cobayes de la caisse n° 13.

Nouvelles injections de liqueur iodée aux cobayes de la caisse n° 14.

Le 10 au soir, un nouveau témoin meurt (mêmes lésions).

Le 12, un cobaye paralysé est trouvé mort dans la caisse n° 14.

Autopsie. — Abcès d'inoculation avec pus gris, grumeleux traînée lymphatique grisâtre, abcès sous-lombaires et intra-médullaires, gros comme une tête d'épingle, pas de congestion appréciable de la moëlle.

Sert à faire deux inoculations. Voir caisse métallique.

Le 15, tous les cobayes traités au sang de veau, semblent guéris, (caisse n° 13).

Amélioration sensible chez la femelle traitée à la liqueur iodée, peu de changement chez les mâles survivants (caisse n° 14), toutefois deux chancres cutanés, chez un mâle à sarcocèle, se rétrécissent depuis trois ou quatre jours.

Le 17, on vide un abcès chez un cobaye, traité à la liqueur iodée et on inocule le pus à deux cobayes (caisse n° 15 ; voir page).

Ablation de l'abcès et lavage à la liqueur iodée.

Le 20, on sacrifie deux cobayes, guéris avec du sang de veau.

Autopsie. — Tissu cicatriciel induré, pas de lésions viscérales, si ce n'est, chez un une légère hypertrophie des ganglions précruraux, mis en culture sur pomme de terre. La culture reste stérile.

Sur le second, pas de lésions, culture sur pomme de terre d'une goutte de sérosité péritonéale. Culture reste stérile. On sacrifie également un cobaye, traité à la liqueur iodée. Petits abcès sous-lombaires, inoculés à petite chienne en scarifications frontales : ulcération avortée, cicatrisée en quinze à dix-huit jours.

CAISSES N° 1 et 2. — (4e passage).

5 novembre 1890, quinze cobayes sont inoculés avec produits morveux, recueillis sur cobaye, mort en huit jours de diathèse morvo-farc : (4e passage), inoculations sous-cutanées, cuisse droite.

Le 7 novembre, œdèmes parfois considérables aux points d'inoculation.

Le 9 novembre, apparition des chancres chez quatre cobayes (quatrième jour d'inoculation). Sarcocèle chez deux, traînées lympathiques, adénites, etc.

Le 12, chancres, abcès, paralysie chez deux, maigreur commençante ; cinq cobayes pris au hasard et placés dans la caisse n° 2, serviront de témoins.

Les 10 autres restent dans la caisse n° 1 et sont injectés avec sang de bœuf, les plaies sont irriguées, les abcès vidés et curés, puis irrigués avec sang de bœuf.

Le 12 au soir, deux témoins meurent de morve sur-aiguë.

Autopsie. — Abcès d'inoculation vulvaire et abcès testiculaires, tubercules perlés de la rate, infarctus pulm.

Servent à faire six nouvelles inoculations, voir caisse n° 3.

Le 13, l'un des cobayes traités meurt de congestion pulmonaire. Les neuf autres reçoivent chacun deux grammes de sang de veau.

Le 14, un témoin meurt, mêmes lésions que précédemment, injections de un gramme à chaque cobaye traité, injections aux quatre points cardinaux des chancres et abcès. Un traité meurt dans la soirée, avec abcès abdominal énorme. Culture sur pomme de terre donne de nouveaux bacilles, qui inoculés à deux petites chiennes vierges d'inoculations produisent ulcérations frontales spécifiques qui se cicatrisent en dix-huit à vingt-cinq jours.

Le 15, nouvelles injections de deux grammes à chaque cobaye, chancres commencent à cicatriser.

Nouvelles ponctions de quelques abcès qui se sont reformés, grattage et irrigation des poches après large ouverture. On saupoudre en outre les parois internes des abcès avec une pincée d'ouate de tourbe pulvérisée.

Le 15 au soir, un quatrième témoin meurt de morve

aiguë, le cinquième est très maigre et se traine difficilement.

Le 16, irrigations des plaies qui se cicatrisent, légère diminution des hypertrophies ganglionnaires, quelques-unes, près de s'abcéder, semblent en voie de résorption.

Le 17, injections de sang de bœuf et irrigations, mort du dernier témoin.

CAISSE N° 16. — (4e passage).

Le 17 novembre 1890, deux cobayes mâles sont inoculés avec pus provenant d'abcès de traité à la liqueur de Lévy, un inoculation intrapéritonéale, et un inoculation sous-cutanée.

Le 18 novembre, le cobaye à inoculation intrapéritonéale est trouvé mort.

Autopsie. — Péritonite purulente et congestion péritonéale, granulations ou spores en abondance de pus examiné au microscope.

Le 2e, meurt de farcin chronique, le 30 décembre 1890.

Autopsie. — Peu de lésions, maigreur extrême.

CAISSE N° 3. - (5e passage).

Le 13 novembre 1890, six cobayes, dont cinq mâles, sont inoculés avec produits morveux, pris sur témoins de quatrième passage, mort le septième jour de l'inoculation.

3 inoculations sous-cutanées.

3 id. intra-péritonéales.

Le 15 novembre, un injecté dans le péritoine est trouvé mort avec congestion péritonéale et liquide purulent. Au microscope : pas de vibrions, mais une quantité considérable de spores ayant résisté à l'éther sulfurique.

Le 17, abcès vulvaires chez les trois inoculés, sous la peau plaies ulcéreuses, cordes et adénites.

Une péritonite ; apparences de la santé sur le troisième injecté dans le péritoine.

Le 18, injections et lavage avec sang de veau.

Le 19, un injecté meurt, pas de lésions morveuses, mais congestion du poumon gauche.

Nouvelles injections aux survivants, ponction et abrasion des abcès, lavages au sang de veau des plaies ulcéreuses, poudre d'ouate de tourbe.

Les 20, 21 et 22, même traitement.

Le cobaye femelle à péritonite apparente accouche de deux petits, on la met à part (caisse n° 4), on supprime tout traitement pour elle.

Le 25, amendement sensible dans l'état général des injectés, toutes les plaies, à l'exception d'une, peut-être négligée, sont en voie de cicatrisation.

Le 28, l'état général des cobayes s'est beaucoup amélioré, un abcès est ponctionné et le pus inoculé à six nouveaux cobayes, placés dans la caisse n° 5.

L'abcès, vidé et gratté est irrigué avec du sang de bœuf et rempli de poudre d'ouate de tourbe.

La plaie, qui semblait réfractaire à la cicatrisation, commence à se rétrécir.

Le 29 et le 30, nouvelles injections de sang de bœuf.

Le 1er décembre, l'abcès ne s'est pas reformé, la plaie semble cicatriser normalement.

Le 10 décembre dernier, injections de sang de bœuf.

Le 25 décembre, les trois cobayes considérés comme guéris sont sacrifiés, petites traînées lymphatiques de tissu presque fibreux, légères hypertrophies ganglionnaires. Pas de lésions viscérales chez deux, petits tubercules *crétacés* spléniques chez un seul. Inoculés à deux cobayes placés dans un panier n'ont produit que des abcès locaux avec légères adénites précrurales.

La femelle et ses petits sont très bien portants le 25 décembre 1890.

CAISSE N° 5. — (6e passage).

Le 28 novembre 1890, six cobayes sont inoculés avec pus d'abcès recueilli sur cobaye, très malade d'abord, en bon état général et guéri puis sacrifié le 25 décembre.

Inoculations sous-cutanées.

Deux cobayes sont placés dans une petite boite métallique et servent de témoins.

Le 1er décembre, engorgements chauds et douloureux aux points d inoculation.

Le 3 décembre, apparition des cordes farcineuses, d'abcès et de chancres morveux.

Le 5 décembre, 3 cobayes sont trouvés morts, un témoin et deux autres.

On injecte les trois autres survivants avec 2 grammes de sang de bœuf.

Le 6 décembre, les produits morveux des malades morts sept jours après l'inoculation de morve suraiguë sont inoculés à dix cobayes vierges et à deux petits provenant de cobaye femelle inoculée, puis guérie.

Nouvelle injection de sang le 7 décembre. Un

cobaye est trouvé mort. A l'autopsie : congestion pulmonaire, pas d'autres lésions viscérales, adénites inguinales inf. et précrurales.

Les 8, 9, 10, 11 et 18, injection de 1 gramme de sang de bœuf aux suivants.

Amélioration très notable.

Sont considérés comme guéris le 25.

CAISSE N° 6 (7e passage).

Le 6 décembre 1890, douze cobayes sont inoculés avec produits de 6e passage.

Inoculations sous cutanées :

Le 8 décembre, injections de sang.

Le 10 décembre, apparition de chancres, cordes, abcès.

Nouvelles injections.

Le 10, au soir, un cobaye meurt.

Les 11, 17 et 18, injections.

Le 11, nouvelle mort inexplicable.

Le 12, au soir, parmi les quatre laissés comme témoins (1 panier), y compris un petit provenant de mère morveuse.

Deux sont trouvés morts de morve suraiguë avec infarctus pulmonaire et péritonite à épanchement presque purulent.

Le 20, les 6 traités paraissent en meilleur état ; les abcès vidés sont en partie cicatrisés ; de même, les ulcérations consécutives à la généralisation de la maladie.

Nouvelles injections de sang de bœuf le 25 : on considère les malades comme étant en voie de guérison.

Conclusions. — Ce traitement a donné des résultats très favorables et des guérisons, mais avec une mortalité un peu plus élevée quand le traitement était employé tardivement ou quand la virulence avait atteint une exaltation considérable sous l'influence de ces passages successifs ayant été jusqu'au 14e passage.

Morve expérimentale

(3e Série)

TRAITEMENT PAR DES INJECTIONS DE SERUM, DE SANG DES BOVIDES.

CAISSE N° 7. — Le 26 février 1891, douze cobayes sont injectés avec 1 gramme sérum de sang de superbe bœuf très sain ; immédiatement après, on leur inocule des produits morveux pris dans des tubercules subaigus de morve chevaline.

Le 1er mars, les points d'inoculation sont cicatrisés.

Le 10 mars, tous les cobayes présentent, depuis les points d'inoculation jusqu'aux ganglions précruraux, de petites cordes lymphatiques.

Le 12, sacrifice de six cobayes.

Pas traces de lésions viscérales.

Les autres sont laissés sans traitement et guérissent complètement, tout en conservant, pour la plupart, un léger empâtement des ganglions primitivement hypertrophiés.

CAISSE N° 8 (14e passage)

Le 1er mars 1891, douze cobayes sont inoculés avec pus provenant d'un abcès de 13e passage. Pour six, le pus est dilué dans sérum frais de veau (marqués à l'éosine).

Pour les six autres, le pus est dilué dans eau distillée; inoculations sous-cutanées à la seringue de Pravaz.

3 mars. Petits abcès d'inoculation pour les cobayes inoculés avec sérum (cobayes marqués à l'éosine). Les abcès sont résorbés en partie, à l'exception de deux, le 7 mars.

Les six autres cobayes commencent à maigrir dès le 5 mars; deux sont trouvés morts le 5 mars à six heures du soir. Les quatre autres sont traités régulièrement au sérum tous les jours jusqu'au 25 mars.

CAISSES 9, 10, 11 (15e passage)

Quinze cobayes sont inoculés, avec produits d'abcès morveux du 14e passage, de la façon suivante :

Cinq cobayes sont inoculés avec produits morveux dilués dans sérum de bœuf;

Cinq avec produits morveux dilués de sérum de cheval ;

Cinq avec produits morveux dilués dans sérum de mouton.

Chez les cinq inoculés avec produits dilués dans sérum de bœuf : petits abcès simples, *pas d'infection*.

Pour les autres, infection rapide et mort en sept, huit et dix jours, à l'exception de deux qui ont guéri naturellement (immunité).

Conclusions. — Chez les animaux traités par des injections de sérum, chez ceux qui avaient été inoculés avec des produits morveux dilués dans du sérum de bovidés, on a constaté la guérison chez les premiers

5*

et pas d'infection chez les derniers, tandis que ceux qui étaient inoculés avec des produits morveux dilués dans du sérum de *cheval* ou de *mouton* ont tous été infectés.

Réflexions. — *De toutes ces expériences relatées avec le plus grand soin et entreprises sur une grande quantité d'animaux nous pouvons conclure :*

1° *Que tous les traitements divers basés sur l'emploi de produits médicamentaux, dits bactéricides, sont inefficaces en général pour enrayer l'évolution de la morve.* (Voir les expériences de la 1re série.)

2° *Que nous avons obtenu des résultats remarquables en traitant les animaux inoculés par des injections de sang ou de sérum de bovidés ; que toujours nous avons enrayé la maladie quand notre intervention n'était pas trop tardive et que, huit fois sur dix, nous avons guéri, par ces injections, des sujets infectés.* (Voir les expériences de la 2e série.)

3° *Que nous avons démontré le pouvoir bactéricide du sang et du sérum des bovidés, puisque quand nous avons dilué les produits morveux dans ces liquides réfractaires, nous n'avons jamais eu de généralisation de la maladie, mais seulement des accidents purement locaux, tandis que ces mêmes produits morveux dilués avec du sérum* de cheval ou de mouton, *animaux non réfractaires, ont toujours amené une infection rapide et la mort en sept, huit ou dix jours, des animaux inoculés avec ces derniers produits.* (Voir expériences de la 3e série).

Ces faits positifs ajoutés à tous ceux que nous avons déjà signalés dans ce travail et savoir :

1° Les résultats obtenus par Richet et Héricourt,

sur le retard apporté dans l'évolution de la tuberculose inoculée à des animaux ayant reçu du sang ou du sérum de chien, animal peu susceptible.

2° Les faits résultant des expériences de Bertin et Picq sur les lapins inoculés et ayant reçu des injections de sang de chèvre, animal réfractaire à la tuberculose spontanée.

3° Les expériences de Behring et Kitasato, relatives au tétanos et à la diphtérie.

4° Les conclusions formelles d'Ogata et de Jasuhara au sujet des animaux susceptibles au charbon et rendus réfractaires par des injections de sérum venant d'animaux réfractaires au charbon.

5° Enfin, les expériences si concluantes de Picq et Chenot démontrant l'action curative et bactéricide du sang et du sérum des bovidés, animaux essentiellement réfractaires à la morve, sur les sujets infectés de la morve expérimentale.

Nous venons de le voir les expériences de laboratoire confirmaient la théorie générale, mais il était nécessaire que la clinique vînt confirmer ces données scientifiques. Bientôt un malade se présenta disposé à recevoir nos soins et nous donner toute liberté pour le traiter; mais, comme vous le verrez dans l'observation n° 1 qui le concerne, nous avons cru devoir modifier notre procédé, en nous rappelant tous les accidents consécutifs et même immédiats, autant qu'imprévus, qui pourraient survenir par l'emploi de la transfusion, et nous nous décidâmes à pratiquer une injection sous-cutanée de sang de chèvre recueilli et ensuite injecté avec toutes les précautions antiseptiques. Le succès fut complet et nous encouragea à appliquer cette méthode dans différents cas de tuberculose.

Mais avant de publier les observations de ces malades, offrant ainsi tous les signes des diverses variétés de la tuberculose, nous croyons utile de reproduire entièrement l'observation de notre premier malade traité par cette méthode, et dont l'heureux résultat fut pour nous un grand encouragement :

Numéro I

Observation recueillie par M. le docteur Simoneau, médecin du chemin de fer d'Orléans.

Tuberculose au 2e degré. — Pleurésie tuberculeuse. — Très grande amélioration. — Guérison jusqu'à ce jour.

M. S..., malletier, âgé de 34 ans, demeurant à Nantes, était en apparence d'une constitution forte et vigoureuse, blond, gros et grand; le 10 avril 1889, il fut pris, sans cause appréciable, de fièvre avec frissons, point de côté excessivement douloureux au dessous du sein gauche et toux quinteuse.

Le 11 janvier, je trouve le malade en proie à une fièvre très intense avec dyspnée assez considérable et de la toux sans aucune expectoration.

La percussion dénotait une matité absolue dans les 2|3 inférieurs du poumon gauche. En arrière, le tiers supérieur paraissait normal comme sonorité. La matité s'étendait beaucoup moins en avant. A l'auscultation on trouvait au niveau de la matité une respiration soufflante et obscure sans aucun râle. Au sommet les bruits respiratoires paraissaient un peu exagérés, mais sans autre phénomène anormal.

Diagnostic. — Pleurésie sans épanchement.

Traitement. — Vésicatoire, infusion de feuilles de digitale.

Le lendemain, douleur et dyspnée moins vives ; mais, vers le quatrième jour, on constate la présence d'un épanchement. Egophonie, absence de murmure respiratoire.

Depuis ce moment, la maladie évolue lentement avec des alternatives de fièvre qui dure plusieurs jours et avec des sueurs d'une abondance exceptionnelle.

A partir du 29 avril 1889, la convalescence commence, l'appétit renait, mais le malade a beaucoup maigri, il conserve une petite toux sèche. L'épanchement a cependant disparu, la respiration est seulement un peu sourde.

Au mois de mai 1889, il reprend ses forces et un peu d'embonpoint, et au mois de juin, il reprend son travail et je cesse de le visiter.

Malgré toutes mes investigations, il m'a été impossible de déterminer la cause de cette pleurésie ; cependant, une sœur du malade étant morte tuberculose pulmonaire, j'avais pensé à une poussée tuberculeuse ayant provoqué cette inflammation.

Au mois d'octobre 1889, mon examen ne me permit pas de constater de signes morbides dans le côté qui avait été malade.

Une année se passe alors sans amener de troubles bien sérieux dans la santé de M. S..., qui cependant n'avait pas retrouvé toutes ses forces tout en continuant à travailler, lorsque, le 5 octobre 1890, il fut pris brutalement d'une hémoptysie très abondante.

M. le docteur de la Lyraie, qui le vit ce jour-là, un peu avant moi, lui fit appliquer au sommet du poumon gauche un vésicatoire, car il avait trouvé dans ce point des signes de congestion pulmonaire. Le traitement fut ensuite institué : potion d'ergotine avec injection sous-cutanée d'ergotine.

Le 6 octobre, l'état du poumon gauche était le même, mais après quelques heures d'interruption les crachats étaient revenus sanguinolents. Le soir, le côté droit examiné présentait un peu de matité vers la partie moyenne, toux fréquente, respiration courte et accélérée et un peu de fièvre.

Le 8 octobre, apparaissent des râles fins au sommet du poumon droit, matité à la base: vésicatoire.

Du 10 octobre aux premiers jours de novembre, légère amélioration, retour des forces et de l'appétit ; mais comme l'auscultation des sommets laisse toujours entendre des bruits anormaux et inquiétants dans tout le côté droit, je fais des applications nombreuses et répétées de pointes de feu.

Le 15 novembre, il est repris, malgré ce traitement, de douleurs très violentes dans le côté droit, et le 26 novembre, je le vois avec le docteur Bertin, et nous pûmes constater des râles de craquements, fins et humides, dans tout le côté droit, surtout au sommet, fièvre intense. Les crachats, verdâtres, abondants, sont examinés au microscope et on y constate la présence de nombreux bacilles. Son poids était à ce jour de 149 livres 50 grammes.

Mon diagnostic du premier jour se trouvait donc affirmé :

1° Pleurésie d'origine tuberculeuse ;

2° Deuxième poussée tuberculeuse à droite avec ramollissement du sommet.

Réflexions. — En présence de l'affirmation donnée par l'examen microscopique des crachats, que nous conservons toujours au laboratoire comme pièce à conviction, nous décidâmes, en présence de l'autorisation accordée par le malade, d'opérer une transfusion de sang de chèvre suivant les conditions établies dans nos précédentes expériences sur les animaux, et le 3 novembre, en présence de MM. Picq et Chénot, vétérinaires, de M. le docteur Simoneau, nous étions décidés à pratiquer cette transfusion.

La chèvre avait été amenée, le sang sortant de la jugulaire ouverte par M. Picq était reçu dans le transfuseur Colin. L'ouverture de la veine du pli du coude allait être faite, lorsque la possibilité d'un accident mortel causé, soit par une embolie, soit par l'action des globules étrangers sur les globules humains, nous arrêta et nous ne crûmes pas, en nous rappelant les nombreux accidents causés par la transfusion intraveineuse, par les modifications subies par les globules étrangers, avoir le droit de tenter cette opération suprême.

Alors, malgré la pensée inspirée par cette donnée physiologique que le sang extravasé devait immédiatement se coaguler, nous prîmes le trocart du transfuseur et au lieu de l'introduire dans la veine, nous l'enfonçâmes assez profondément dans le tissu souscutané et musculaire de la cuisse, région fessière.

Grande fut notre surprise. Le sang ainsi poussé lentement par la seringue du transfuseur à une dose de quinze à vingt grammes, fut aussitôt résorbé sans laisser de traces de son passage, en ne produisant ni ecchymose, ni coagulum.

La transfusion s'était donc faite aussi rapidement que si elle avait eu lieu de veine à veine.

Alors pourquoi exposer un malade à des accidents graves et peut-être mortels, puisque par une injection sous-cutanée nous obtenions des effets identiques à ceux d'une transfusien intra-veineuse, c'est-à-dire la résorption prompte et rapide d'une notable quantité de sang fraichement retiré de la jugulaire de l'animal réfractaire.

C'était la première fois qu'une transfusion dans ces conditions et pour le but indiqué avait été faite à l'homme. M. le docteur Laborde voulut bien la relater dans une communication faite en notre nom, à la Société de Biologie, le 20 décembre 1890.

Résultats. — Cette injection ne fut pas très douloureuse, et ne s'accompagna d'aucune réaction fébrile, car le soir même la température ne s'éleva pas à plus de 37° 3, et depuis ce jour jusqu'au 11 décembre la température prise le matin et le soir n'éprouva aucune oscillation.

Depuis ce moment le malade n'a plus de fièvre, l'appétit est meilleur, il tousse peu et rend seulement cinq à six crachats. Le 5 janvier, il pesait 155 livres et avait donc augmenté du poids de 6 livres en quinze jours.

Injections répétées le 22 décembre, le 27 février, le 10 mars. Depuis ce moment plus d'injection, vu l'amé lioration incontestable de son état. Il est examiné le

27 juin par M. le docteur Simoneau, qui m'a donné la note suivante : S... n'a plus de fièvre, ne crache pas, dort, mange, la respiration est un peu plus obscure, mais on ne trouve pas de râles appréciables, son poids est de 150 livres.

Note. — Aujourd'hui, 10 septembre 1891, ce malade est dans un excellent état de santé et son amélioration s'est parfaitement maintenue.

Encouragés par ce premier résultat, nous avons continué à pratiquer nos injections sur plus de 150 malades, ce qui nous a permis de les diviser en plusieurs variétés et de vous faire connaître les résultats obtenus, en vous communiquant les observations qui les concernent, et toutes recueillies par les médecins qui ont continué à les soigner après les injections pratiquées soit par eux, soit par nous. Les seuls accidents qui ont été constatés chez quelques malades qui avaient fatigué après l'injection sont la formation d'un abcès et parfois l'apparition d'une urticaire plus ou moins généralisée.

Nous aurons à étudier les variétés suivantes :

1re Variété. — Tuberculose pulmonaire au 1er degré.

Numéro 2.

Tuberculose pulmonaire au début avec fongosités tuberculeuses du gros orteil. — Grande amélioration. — Guérison jusqu'à ce jour.

SERVICE DE M. LE DOCTEUR RAINGEARD, CHIRURGIEN DES HOPITAUX

Observation de M. le docteur Leray

Thèse inaugurale, page 45.

Le Q... Alfred, sept ans et demi, pas d'hérédité,

entré à l'hôpital le 4 septembre 1890, pour écrasement du gros orteil; le 8 septembre 1890, ablation des débris osseux du squelette du gros orteil.

La plaie résultant et du traumatisme et de l'intervention chirurgicale se couvre de fongosités au commencement d'octobre. On essaie de la modifier par le nitrate d'argent, le citron, le chlorure de zinc et le thermocautère, mais sans résultats. De plus, le malade a perdu l'appétit; il a des sueurs nocturnes, une toux sèche, pas d'expectoration.

A l'auscultation.— Submatité du sommet droit, respiration soufflante, expiration prolongée et craquements.

Poids: 19 kil. 200. — Température : 37° 9 à 39° 2.

1re injection de 15 grammes, le 23 février, à la fesse droite; pas de tuméfaction, urticaire le 1er mars. — Suppression des sueurs.

2e injection de 15 grammes, le 4 mars, suivie de tuméfaction qui disparaît en quelques jours par le repos et des cataplasmes antiseptiques.

Le 7 mars, le poids du malade est de 19 kil. 500; la température n'a pas dépassé 38° et la plaie bourgeonne.

3e injection de 10 grammes le 22 avril, suivie de quelques plaques d'urticaire et d'une douleur assez vive durant 24 heures.

A la fin d'avril, la plaie est cicatrisée.

4e injection de 15 grammes, le 13 mai, fesse gauche.

Le 14 mai, le malade est emmené par sa mère; il présente une légère induration à la région fessière gauche. La cicatrice du gros orteil est fermé et solide.

Les sueurs nocturnes, la toux, ont cessé ; la température est normale ; le poids de 21 kil. 600. Les signes stethoscopiques ont disparu ; la respiration est cependant légèrement soufflante à droite.

Numéro 3.

Observation recueillie par M. le docteur Louis Maire, à Lunéville.

Tuberculose pulmonaire au 1er degré. — Bronchite, Influenza.

L..., Henry, faïencier, 33 ans, taille 1 m. 70. - Poids 62 kil., a pesé 82 kil.

En 1888, bronchite ; en 1889, bronchite double ; en février 1890, influenza avec amaigrissement. Janvier 1891, bronchite avec hémoptysie ; en février et avril, pas de sommeil, sueurs nocturnes très abondantes, laryngite, toux fréquente, peu d'expectoration. 92 pulsations et travaillant très péniblement.

Etat local. — Submatité au sommet gauche, affaiblissement du murmure respiratoire, prolongement marqué de l'expiration, râles crépitants, tuberculose pulmonaire au 1er degré.

1re injection, le 20 avril, 15 grammes de sang de chèvre. Un peu de douleur quelques heures après ; reprend son travail le lendemain. A la suite de ce travail, trop tôt repris, il survient au niveau de l'injection un peu d'empâtement douloureux, qui se dissipe après deux jours de repos et un cataplasme amidonné. La première nuit, sueurs abondantes, mais sommeil assez bon. L'appétit revient. Le deuxième et le troisième jour, les sueurs diminuent et disparaissent. Le sommeil devient très bon, le pouls habituel 92 tombe à 72.

2e injection, le 2 mai. Au niveau de l'injection faite encore sur la cuisse gauche, même empâtement douloureux, se produisant, cette fois, sans avoir travaillé, et qui cède, de même que la première fois, à l'application d'un cataplasme émollient. —Reprend son travail le cinquième jour.

Entre le 7 mai et le 16 mai, date de la 3e injection, le malade éprouve un mieux sensible; il en est étonné lui-même, ne tousse plus, ne se réveille plus la nuit, ne transpire plus, excepté la première nuit qui suit chaque injection. Son poids, du 20 avril au 18 mai, a augmenté de 1,900 grammes.

3e injection, le 16 mai, avec 15 grammes de sang; même empâtement, moins douloureux cependant. Appétit excellent.

Le malade, se sentant beaucoup mieux, a dans ce traitement une confiance entière.

L'état local s'améliore en même temps que l'état général. J'ose espérer que, dans un mois ou six semaines, je pourrais dire que tous les signes ont disparu.

Pour ces injections j'ai pris toutes les précautions antiseptiques, j'ai fait chauffer la chambre à une température de 32 à 34° : Mes instruments au moment de m'en servir, étaient à une température de 39 à 40° et le vase, qui recevait le sang, était plongé et maintenu dans l'eau à 40°. J'ai remarqué que cette température était nécessaire pour empêcher la coagulation très rapide du sang recueilli. Lors de ma première injection, j'avais seulement maintenu l'eau à 37° ; j'ai eu à peine le temps de faire l'injection à deux malades. A la 2e injection, j'ai pris la température de 40°; le sang ne s'est coagulé que vingt secondes après avoir terminé mes deux injections. A la 3e injection, j'ai pu injecter trois malades avant la coagulation. Je continuerai donc ainsi pour l'avenir, à raison de trois malades par séance.

2e Variété. — Tuberculose pulmonaire au 2e degré.

Numéro 4

Observation recueillie par M. le docteur Roustan, de Cannes.

M. B..., 29 ans, tuberculose bilatérale, râles cavernuleux dans le tiers supérieur gauche, quelques craquements au sommet droit. Crachats bacillaires, toux fréquente, expectoration et sueurs assez abondantes.

Fièvre revenant tous les soirs (39°), rebelle aux agents thérapeutiques ordinaires.

Grande dépression de l'état général; perte de forces.

1re injection de sang de chèvre, le 11 février 1891, pratiquée à Cannes, par MM. Bertin et Picq.

Deux jours après, défervescence (36°6 matin, 37°3 le soir). En même temps, amélioration progressive des divers symptômes (toux, expectoration, sueurs), relèvement de l'état des forces.

2e injection pratiquée (par moi), le 6 mars, absence absolue de fièvre pendant trente-trois jours consécutifs.

A la suite de quelques écarts d'hygiène, la fièvre

revient (39°), les signes stéthoscopiques restant toujours améliorés.

3e injection, le 22 mars ; le lendemain, défervescence complète, comme à la suite des deux premières injections.

Retour de la fièvre le 7 avril, qui disparait tout à fait après une 4e injection pratiquée le 12 avril.

Je perds le malade de vue à la fin d'avril. A ce moment-là, les lésions étaient très manifestement améliorées, les râles moins nombreux et moins étendus, la toux fort rare, l'état général très satisfaisant et le poids du corps légèrement augmenté.

Numéro 8.

Observation recueillie par M. le docteur Onimus, de Monaco.

M. S..., officier russe, a été atteint dans son pays, en décembre 1890, d'une pneumonie du poumon gauche avec pleurésie. L'examen des crachats permet de constater dès cette époque des bacilles caractéristiques de la tuberculose.

Quatre mois après, la congestion gauche se maintient à l'état chronique. On entend distinctement des râles de craquement et du frottement. La faiblesse générale est très grande, sueurs nocturnes et les crachats très nombreux le matin, avec leur aspect spécifique renfermant de nombreux bacilles.

A cette époque on pratique une injection de sang de chèvre, dès ce moment les sueurs disparaissent et l'appétit redevient meilleur. Le lendemain de l'injection, urticaire très prononcée et qui a été la seule complication.

Trois semaines après, on pratique une seconde injection et actuellement le malade se trouve parfaitement bien ; plus de toux, plus de sueurs, bon appétit, retour complet des forces.

3e VARIÉTÉ. — Tuberculose pulmonaire au 3e degré.

Numéro 6.

Observation recueillie par MM. Trémant et Leray, internes des hôpitaux.

Thèse inaugurale du docteur Leray, p. 67.

(SERVICE DE M. LE DOCTEUR BERTIN)

Note. — Ce malade, placé dans notre service hospitalier, est le second malade auquel nous avons appliqué notre méthode. Le résultat obtenu a été surprenant et nous a engagé considérablement à persévérer dans cette voie.

Le M..., âgé de 14 ans, tourneur sur métaux. — *Antécédents :* bronchite, influenza.

Ce malade, à la suite d'un refroidissement, fut atteint d'une toux rebelle, accompagnée d'un état de prostration tel qu'il est forcé de s'aliter, et c'est quinze jours après le début qu'il entre à la salle Saint-Joseph, no 4, le 13 novembre 1890.

Il présente une toux opiniâtre, de la raucité de la voix et un point de côté gauche. A l'auscultation, on trouve de la matité dans toute l'étendue du poumon gauche, avec souffle accentué, surtout au sommet. Six jours après, on y entend de gros râles crépitants et, en même temps, on constate à la base du poumon des frottements pleurétiques. La température oscillait entre 39° et 40°, la coloration des pommettes, l'aspect des crachats, qui, sans présenter la teinte ambrée, offraient néanmoins à la vue des stries sanguinolentes, les signes stéthoscopiques, tout pouvait faire penser à une pleuro-pneumonie.

Le 21 novembre, le point pleurétique a presque disparu. On se demande si les râles crépitants, qui sont d'ailleurs modifiés, ne seraient pas des craquements dus à des tubercules en voie de ramollissement, si les frottements perçus n'indiqueraient pas une pleurésie localisée, due au voisinage de lésions pleuro-pulmonaires ?

En un mot est-on en présence d'une tuberculose ? C'est à ce diagnostic que s'arrête M. le docteur Mahot, et M. Bertin, prenant le service le 1er décembre 1890, partage absolument cette opinion. L'évolution de la maladie vient confirmer leur diagnostic. Le malade s'affaiblit, tousse, a de la diarrhée, des sueurs nocturnes, il parait devoir succomber à bref délai ; le 6 janvier, on constate tous les signes stéthoscopiques d'une tuberculose avancée, matité aux deux sommets, craquements dans toute l'étendue du poumon gauche. La température, prise du 13 novembre au 13 décembre, oscille entre 38 et 40°. L'examen microscopique révèle de nombreux bacilles ; de plus, on injecte les crachats à des cobayes et ceux-ci meurent de tuberculose généralisée. Le poids du malade est de 40 kil.

Le 7 janvier 1891, M. le docteur Bertin fait au malade une injection de 15 grammes de sang de chèvre.

Le soir même, la température tombe à 37°6 ; le lendemain, absence complète de crachats.

A la suite de cette injection, la température se maintient entre 37° et 37°6. Le malade demande un supplément de nourriture, il se promène dans la salle sans éprouver beaucoup de fatigue. Cependant, le 14 janvier, les crachats réapparaissent, mais ils sont moins nombreux.

Le 17, 2e injection ; pas d'ecchymoses, pas d'inflammation ; le lendemain, douleur vive dans la fesse injectée. M. le docteur Bertin, qui cette fois avait transfusé 30 grammes de sang, se décide dorénavant à ne pas dépasser la dose de 15 grammes.

Pas de réaction fébrile et le soir même l'expectoration a totalement disparu, et il nous est impossible de nous procurer un seul crachat pour en faire l'examen bactériologique.

La défervescence est complète ; les sueurs nocturnes, totalement supprimées depuis la première injection, ne se manifestent que dans la nuit du 30 au 31 janvier et dès lors le malade en est délivré.

A l'auscultation, les signes stéthoscopiques ont presque complètement disparu et quelques chefs de service déclarent qu'ils n'oseraient avec ces symptômes actuels diagnostiquer une tuberculose pulmonaire.

Le M... pèse 45 kilos, soit 10 livres de plus que le 7 janvier.

Le 4 février, troisième injection de quinze grammes; cette fois, légère tuméfaction et douleur, pas de réaction fébrile.

Le malade sort dans la cour, se livre à quelques travaux. Le 19 février, il pèse 101 livres, soit 21 de plus que le 7 janvier 1891.

4e injection le 23 février.

5e injection le 2 mars.

Le malade sort le 5 avril 1891.

Présenté à la *Société anatomo-pathologique de Nantes* et ausculté avec soin, on ne trouve plus de gargouillements ni de craquements, mais seulement une respiration un peu soufflante.

Enfin Le M... vient remercier M. le docteur Bertin au commencement du mois de juin, il est complètement guéri. Son poids est de 51 kilos, soit 11 kilos d'augmentation. Il a repris son travail.

Cette guérison a été si nette et si rapide que l'on s'est demandé si nous n'avions pas eu affaire à une pleurésie enkystée terminée par vomique. Nous avouerons ne partager en rien cette manière de voir.

Les signes stéthoscopiques, et par leur dissémination dans les *deux poumons* et par leurs caractères, ne pouvaient dès la fin de décembre faire penser à une pleurésie purulente. MM. les docteurs Raingeard, Bertin, ont bien signalé quelques frottements pleuraux, mais leur existence est facile à notre sens à expliquer par des lésions tuberculeuses périphériques. De plus le malade n'a jamais eu de vomissements purulents, mais bien une expectoration de quantité à peu près égale chaque jour.

Enfin, les crachats ont toujours été nummulaires, rendus un à un, ce qui n'est pas le propre de la vomique.

Aussi voyons nous là une observation incontestable de guérison de tuberculose pulmonaire à la période cavitaire, tuberculose affirmée par le diagnostic, par l'examen bacillaire et par les injections critères à des cobayes.

Note. — Le 4 septembre 1891, ce malade se présente dans mon cabinet pour faire constater son état. L'auscultation ne décèle qu'une respiration un peu soufflante. L'embonpoint est considérable, les forces sont revenues, et il me déclare que n'étant plus du tout malade il reprend entièrement son travail habituel.

Numéro 7.

Malade de M. le docteur C..., de Chartres, traitée par M. le docteur Bertin.

Tuberculose au 3e et 2e degré.

Madame Al..., de Chartres.

Le 20 mars 1891, je suis appelé à examiner cette malade. On me remet une lettre de son médecin, le docteur C..., dans laquelle notre honorable confrère déclare qu'elle est phthisique et que sa tuberculose prenant une marche rapide avec fièvre, vomissements, sueurs, insomnie, il était probable que la terminaison serait rapidement fatale.

L'examen de la poitrine permit de constater que depuis septembre 1890, époque à laquelle les premiers symptômes se sont manifestés, malgré le traitement employé : liqueur de Fowler, eucalyptol etc. etc., la marche a été très rapide.

En effet, souffle amphorique avec gargouillement s'étendant dans tout le côté gauche, en avant comme en arrière, à droite craquements humides dans les 2/3 supérieurs, toux incessante, insomnie complète provoquée par les quintes de toux, la gène de la respiration qui est très grande. Expectoration abondante et bacillaire. L'appétit est nul et la malade se trouve dans un état de faiblesse extrême: poids, 45 kilos, avait perdu depuis septembre 30 livres.

Diagnostic. — Tuberculose au 2e et au 3e degré.

Cinq injections 1er avril, 19 avril, 11 mai, 8 juin, 7 juillet, (1re injection le 1er avril).

Une amélioration immédiate se produit, la toux disparait et l'expectoration cesse, la respiration devient beaucoup plus facile et l'appétit se relève. Cependant la malade éprouve une courbature générale qui persiste pendant 4 jours, Le sixième jour, apparition d'une urticaire généralisée se développant surtout avec une grande intensité sur toute la partie gauche de la tête, les joues, les gencives sont le siège de plaques nombreuses. Le membre du même côté et qui avait reçu l'injection a une extrême difficulté à se mouvoir, il semble à la malade qu'il est paralysé. Cette éruption persiste le 7 et le 8, on aperçoit encore quelques plaques disséminées le 18 avril. La toux, qui avait complètement disparu reparait le 15, mais avec des quintes bien moins pénibles et bien moins nombreuses.

Deuxième injection le 19 avril, un peu de fièvre jusqu'au 22, ni urticaire, ni empâtement.

L'état général est excellent, les forces, la gaieté sont revenues et la malade voyage du 23 avril au 8 mai.

La toux, qui avait encore disparu après cette deuxième injection, reparait le 2 mai.

Troisième injection le 11 mai : disparition de la toux, mêmes phénomènes qu'à la 1re injection, mais l'urticaire est moins intense. Sa santé est si bonne qu'elle voyage sans interruption du 15 mai au 7 juin, son appétit est très grand, respire facilement, dort bien, a augmenté de poids de 5 kilos.

Quatrième injection le 8 juin: dans la journée apparition de la fièvre avec courbature générale très accusée la face, la tête, sont le siège d'un gonflement érythémateux considérable; au bout de 48 heures, tout est disparu et la malade, se trouvant bien, repart et revient le 7 juillet.

Cinquième injection le 7 juillet : l'auscultation est pratiquée avec le plus grand soin. Le côté gauche présente tous les signes d'une caverne vide, plus de gargouillement humide, souffle très prononcé mais sec. Le côté droit est encore le siège de craquements mais qui sont plus limités et plus secs, l'appétit est maintenu, il n'y a pas eu d'accidents consécutifs, aussi la malade quitte Nantes le 3e jour après l'injection.

Réflexions. — On ne peut nier l'action heureuse des injections qui ont encore agi à la manière d'un toxique en provoquant l'urticaire, la fièvre, la courbature générale, phénomènes qui ont toujours disparu, 3 à 4 jours après leur apparition. Mais, malgré cet amendement heureux nous sommes très réservés sur l'issue de la maladie, car les signes stéthoscopiques persistent tout en présentant une modification importante à signaler.

Les bruits sont secs au lieu d'être humides.

Note. — Nous apprenons ces jours derniers que la malade avait eu un abcès à la suite de la dernière injection, et qu'elle reconnait elle-même comme ayant été provoqué par la fatigue de son long voyage en chemin de fer, entrepris le troisième jour après l'injection.

Numéro 8.

Observation recueillie par M. le docteur Hardy, de Vertou.

Tuberculose au 3e degré.

Marguerite M..., âgée de 11 ans, demeurant à la gare de Vertou, commune et canton de Vertou, est malade depuis le mois de novembre 1889. A cette époque (elle habitait Bouguenais), elle commença à tousser, ses parents n'y firent d'abord que peu d'attention, puis, voyant la toux persister, ils consultèrent un médecin, qui ne trouva absolument rien à l'auscultation. Au mois d'octobre 1890 elle vint s'installer à Vertou : je fus appelé à la soigner et malgré une toux très opiniâtre, l'auscultation ne décelait aucune lésion, les calmants employés ne donnèrent aucun résultat, il n'y avait absolument aucun antécédent de tuberculose dans la famille et je n'avais sur le compte de ma malade aucune inquiétude quand, au commencement de décembre éclatèrent brusquement les signes de la phthisie qui, en moins de quinze jours, arrivait à sa seconde période. Le sommet du poumon gauche se prend à son tour (craquements humides). Il n'y a jamais eu d'hémoptysie.

C'est à partir de cette seconde période que commence réellement notre observation, et voici l'état dans lequel se trouvait la jeune M... au mois de janvier 1891. La matité est absolue dans toute l'étendue du poumon droit, en avant et en arrière gargouillement très prononcé, toux très fréquente, caverneuse, et par instants tintement métallique, fièvre continue (120 à 130 pulsations), température moyenne de 39°.

Crachats épais, verdâtres, vomissements répétés par suite de la toux, sueurs nocturnes, manque absolu d'appétit, amaigrissement de 1 kilo dans la première quinzaine de janvier (25 kilos au lieu de 26).

Le traitement institué consiste tour à tour en huile de foie de morue créosotée, sirop phéniqué, préparations de lacto-phosphate de chaux, arséniate de soude, sulfate de quinine opium, etc. etc. Les choses continuent ainsi en s'aggravant jusqu'au commencement de mars, époque où j'ai fait la première injection de sang de chèvre : à ce moment la température est moyenne à 39° et, la veille de l'opération, la jeune M... très impressionnée à un accès de fièvre qui nécessite l'administration d'antipyrine qui fait baisser le pouls à 38° 2 le matin, 38° 4 le soir.

L'injection est faite le 2 mars, à 4 heures du soir, et ne donne lieu à aucun accident ; dans les trois jours qui suivent, la toux cesse complètement, la malade dort très bien, la température tombe au dessous de 38°, la fièvre diminue, l'expectoration s'arrête complètement et l'appétit semble revenir. Les parents enchantés en profitent pour faire faire à l'enfant un petit voyage en chemin de fer qui la fatigue, la fièvre apparait plus forte pendant deux jours, la température remonte pendant 2 jours, puis tout rentre dans l'ordre, le traitement général est continué.

Je ne détaillerai pas l'état de ma malade jour par jour, qu'il suffise de savoir que quelque temps après elle pouvait faire d'assez longues promenades et surtout qu'elle s'alimentait un peu. Les injections sont continuées à intervalles plus ou moins espacés. La seconde injection a été suivie d'urticaire, ce qui explique l'élévation de la température et l'augmentation de fièvre qui l'ont suivie. Jamais il n'y a eu le moindre empâtement dans la région fessière où étaient faites les injections; un peu de douleur persistant pendant un ou deux jours. Après la 3e injection, Marguerite M.... avait augmenté de 1 kil.; se levait toute la journée, dormait bien et ne toussait presque plus. Les phénomènes stéthoscopiques étaient et sont certainement les plus curieux à observer ; les craquements du poumon gauche diminuaient peu à peu, au point que, dès la 5e injection, ils avaient complètement disparu. Quant au poumon droit, la caverne qui occupait les deux tiers de sa partie supérieure a diminué de moitié. On n'entend plus de gargouillement en arrière; il n'en reste plus qu'en avant et encore, d'une fois à l'autre, est-on forcé de reconnaitre que l'énorme lésion a des tendances à se cicatriser.

Les faits les plus saillants observés chez la petite M..., à la suite du traitement par les injections de sang de chèvre, sont les suivants :

1° Suppression complète de la toux dans les jours qui suivent l'injection.

2° Suppression des crachats.

3° Diminution de la fièvre et de la température.

4° Augmentation de poids.

5° Augmentation de l'appétit.

6° Amélioration des lésions éxistantes à droite et disparition des gargouillements à gauche.

En dehors de l'urticaire, il n'y a jamais eu d'accidents occasionnés par la piqure.

Note. — Le 27 août, une injection fut pratiquée chez cette malade; nous pouvons constater une très grande amélioration du côté gauche ; le côté droit, en avant, présente encore du gargouillement, mais l'état général est très satisfaisant et nous croyons qu'en continuant ainsi le traitement nous arriverons à modifier également les signes du côté droit.

4e Variété

Numéro 9.

Observation recueillie par M. le docteur L..., de Nice (1).

Tuberculose généralisée

M. X..., mon malade, de tempérament nettement lymphatique, est né d'une mère probablement tuberculeuse, s'est assez bien porté jusqu'en septembre 1882. Il a alors une pleurésie à la base du poumon droit. Bien remis, il présente les apparences de la santé jusqu'en juillet 1884, époque à laquelle il est fortement éprouvé par une bronchite.

Cette affection ne s'est *à peu près* guérie, dit-il, qu'au milieu de 1885 et a été qualifiée de bronchite chronique.

Quelques temps après, il consulte pour des pertes séminales M. R..., qui trouve que les vésicules sont atteintes de tuberculose.

Depuis, je relève successivement chez lui :

En septembre 1887, méningite avec entérite concomitante.

En janvier 1889, rougeole suivie de gastrite rebelle

(1) Des nécessités professionnelles m'ont imposé l'obligation de conserver l'anonymat pour le nom de mon savant confrère et pour celui de son malade.

et d'une poussée très forte aux deux poumons avec hémoptysies (perte de poids de 8 kil.).

En septembre 1889, diarrhée colliquative d'une durée de quinze jours, après laquelle reprise de poids rapide (8 kilog. en quatre-vingt dix jours) et amélioration rapide du côté des poumons.

En janvier 1890, influenza, qui ramène une nouvelle poussée aux deux sommets et dans l'intestin.

En mai 1890, hémoptysie.

En juillet et octobre 1890, symptômes de péritonite légère.

En décembre de la même année, péritonite tuberculeuse très nette, avec entérite, entrée en bonne voie au bout d'une quinzaine.

Depuis, néanmoins, le malade a souvent des douleurs abdominales sous l'influence du plus léger froid ou d'une marche un peu prolongée, ou s'il essaie d'aller à cheval, même au pas. Bien qu'il pu sse faire une partie de son service, ses forces ne reviennent point et la perte du poids de 5 kilog., survenue pendant cette dernière crise, persiste encore quoique l'appétit soit excellent.

Du côté des poumons, on note une gène de la respiration beaucoup moins grande qu'auparavant et la disparition presque complète de la toux; mais il y a encore une expectoration abondante avec bacilles. Localement quelques râles humides aux deux sommets, surtout du côté droit, où les deux tiers supérieurs du poumon présentent du souffle, de la résonnance de la voix et une augmentation de vibrations vocales.

Ce malade venait d'être repris d'entérite et de

douleurs du côté du péritoine. Voyant son état s'aggraver rapidement, il m'a *supplié* de tenter sur lui l'emploi de votre méthode.

Je m'y suis décidé, et je lui ai fait, le 30 mai, au moyen d'une seringue de Pravaz d'une contenance de 20cc, une injection intra-musculaire de 15 grammes de sang de chèvre. Toutes les précautions antiseptiques ont été prises.

Nettoyage du piston de la seringue avec une solution de sublimé, des canules au moyen de l'eau bouillante, du corps de la seringue avec une solution d'acide borique. Celui-ci a été maintenu dans une solution semblable à 38° jusqu'au moment de l'opération.

Opération. — Introduction d'une canule (immédiatement sortie de l'eau bouillante) directement dans la veine jugulaire d'une chèvre. (La peau du cou avait été rasé et aseptisée.) Aspiration du sang.

Pendant ce temps, une seconde canule est enfoncée par un aide dans le tissu musculaire du malade. La peau avait été préalablement nettoyée avec la liqueur de Van Swieten.

Aussitôt le sang aspiré, la seringue est ajustée à cette canule, qui sert à pratiquer l'injection. Celle-ci dure vingt secondes ; l'aspiration avait nécessité vingt-cinq secondes.

Résultats : La température, qui était de 38° au moment de l'opération, s'élève le soir à 39° ; le lendemain soir, à 39°5 ; elle redevient normale le troisième jour.

Le soir même de l'injection, empâtement très étendu et douloureux des tissus (région supéro-externe de la cuisse gauche) ; le lendemain, rougeur de la peau; le troisième jour, diminution de l'empâtement, qui ne disparait que le sixième jour. C'est alors, seulement, que je permets au malade de se lever; il garde encore la chambre pendant deux jours.

Dès le lendemain de l'opération, les symptômes, du côté de l'abdomen, s'étaient amendés pour disparaître le quatrième jour.

L'état général s'était amélioré. — Appétit excellent.

Le 7 avril, 2e injection (15 grammes), cuisse droite, même région.

Le malade se lève aussitôt après et marche dans la chambre. Le soir, empâtement énorme; formation d'un abcès voluminaux ouvert sept jours après et rapidement guéri.

Le 25 avril, 3e injection (9 grammes), fesse;

Le 10 mai, 4e injection (15 grammes), fesse.

Le 20 mai, 5e injection (10 grammes), fesse.

Chacune de ces injections a provoqué, comme les premières, un fort empâtement de la peau. Le premier soir, la température s'est élevée (36°5 ou 36°6, normale du malade) à 38° et le lendemain à 39°. Il y a eu de l'agitation cardiaque pendant quatre ou cinq jours, temps minimum durant lequel le lit a dû être gardé.

Le 1er juin, 6e injection (12 grammes) cuisse, au lieu d'élection ; mêmes phénomènes que précédemment.

Le malade se lève un instant, le quatrième jour, au moment où l'inflammation des tissus semble conjurée ; il fait quelques pas dans la chambre le soir ; empâtement et *œdème érythémateux de toute la cuisse.* Température 39°5.

Aujourd'hui amélioration, mais persistance d'un noyau très douloureux faisant craindre un abcès.

Dans l'intervalle de toutes ces injections, dès que le malade a été en état de se remuer sans danger, il a repris son service et a pu monter à cheval. Son teint était plus coloré; les forces très notablement augmentées; la respiration facile; l'expectoration supprimée (c'est à grand'peine que nous obtenons un crachat pour l'examen bactériologique). Dès la troisième injection, les râles ont complètement disparu aux deux sommets, on ne trouve plus actuellement qu'une légère augmentation des vibrations vocales, mais il y a toujours des bacilles.

Du 30 mai au 1er juin, malgré les inconvénients d'une série de stations au lit, augmentation de poids de 2 kilog.

En résumé, le sang de chèvre a produit de très bons et rapides effets; mais, en raison des accidents occasionnés par chaque injection, le patient commence à se décourager. Moi même, qui ai lu avec la plus grande attention votre si intéressant mémoire, je suis déconcerté, et par cet empâtement et par cette fièvre *qui ne manquent jamais*, tandis que, dans vos observations, la température s'abaisse toujours et l'empâtement est exceptionnel ou provient d'imprudence. Je me demande si ma façon d'opérer pèche en quelque endroit ou si mon sujet est prédisposé aux abcès.

Mon malade va bien. Le 2 juillet, je lui fais une nouvelle injection (15 grammes, fesse droite). Le soir, il y a eu de la fièvre et une tuméfaction énorme. Le lendemain, la température a été normale; la tuméfaction s'est dissipée en quarante-huit heures. Au bout de cinq jours, l'opéré a pu se lever. Depuis, il a repris son service et monte tous les jours à cheval sans fatigue.

Note. — Je vois ce malade à Nantes, le 25 août 1891. Son état est bien, les signes stethoscopiques ont presque tous disparu ; il reçoit cependant, pour continuer le traitement dont il éprouve une grande amélioration, une nouvelle injection qui produit chez lui, comme à toutes les fois, un empâtement assez douloureux qui dure trois à quatre jours, après lesquels il repart pour Nice.

Nous avons remarqué, à plusieurs reprises, chez certains injectés, cette recrudescence fébrile, le soir de l'injection, et l'existence de cet empâtement, plus ou ou moins douloureux, signalé par notre honoré confrère. Mais tous ces symptômes, qui nous inquiétaient beaucoup au début, dépendent de la nature du sujet qui réagit plus ou moins, n'ont généralement pas de suites et disparaissent vers le quatrième ou cinquième jour, pour faire place à un sentiment d'amélioration de force très bien perçu par le malade. C'était le cas du malade qui fait le sujet de cette observation.

5e Variété. — Phthisie aiguë

Nous avons eu à traiter, par cette méthode, quatre malades atteints de phthisie aiguë. Sur ces quatre malades :

1er L'effet a été nul, et n'a donné aucun résultat appréciable.

2e et 3e. — Ont éprouvé des effets caractérisés seulement par une légere diminution dans les crachats, avec un abaissement thermique dans les jours qui suivaient l'injection, mais bientôt la maladie reprenait sa marche fatale pour se terminer par la mort dans les conditions ordinaires.

4° Chez ce dernier, les résultats ont été plus heureux et je crois utile de publier entièrement l'observation rédigée par M. le docteur Bousseaud, de Paimbœuf, qui a soigné le malade et pratiqué lui-même les injections de sang.

Numéro 10.

Observation recueillie par M. le docteur Bousseaud, de Paimbœuf.

Le nommé Pierre G... est un garçon de vingt et un ans, très lymphatique, mais n'ayant jamais eu dans son enfance un accident tuberculeux ou scrofuleux. Il a commencé très jeune à se livrer à toutes espèces d'excès. Son frère, plus jeune que lui de trois ans, est mort, en 1889, de phthisie rapide, dans l'espace de cinq mois. Le père et la mère sont sains, quoique de santé débile. Le père a eu des cousins germains, de la ligne maternelle, morts tous les deux de la tuberculose. L'un de ceux-ci a eu deux enfants, tous les deux tuberculeux. Le second a eu cinq enfants, dont trois sont morts de phthisie avérée.

Le malade n'a jamais eu de maladies aigues, ni pneumonie, ni pleurésie.

Pierre G... est entré le 15 novembre 1890 au 18e régiment de dragons, à Tours. Le 17 décembre suivant, il entrait à l'hopital de cette ville avec une toux opiniâtre, compliquée d'hémoptysie et sueurs nocturnes et présentant tous les symptômes de congestion pulmonaire occupant la base du poumon gauche.

Le 6 janvier, 1891 G.... arrive en convalescence, chez ses parents, après avoir eu, dans son voyage, plusieurs accidents ayant amené une fatigue excessive et, par suite, une recrudescence dans sa maladie.

Le lendemain 7 janvier, je fus appelé à soigner ce jeune homme ; toux incessante, expectoration très abondante, crachats purulents pour la plupart, quelques uns mélangés de sang pur, fièvre continue, avec exaspération vespérale. Au moment où nous le voyons, le pouls bat 120 et la température est de 40°. Les sueurs nocturnes sont très abondantes, les fonctions digestives se font régulièrement, pas de diarrhée.

A l'auscultation, en entend dans le poumon gauche de nombreux craquements au sommet, en avant comme en arrière, des râles sous-crépitants plus ou moins fins dans la hauteur du poumon, en avant comme en arrière, à la base et en avant quelques frottements pleurétiques. Tous ces symptômes réunis ne laissaient aucun doute ; j'avais affaire à une *phthisie aiguë*, allant avec une rapidité effrayante puisque le malade n'était alité que depuis 20 jours.

Le 15 janvier, M. le professeur Trastour, de Nantes, est appelé en consultation, il constate comme nous les symptômes ci-dessus décrits ; de plus, 10 jours après l'arrivée du malade on entendait au niveau du tiers supérieur du poumon gauche dans la ligne auxillaire, des râles caverneux et du souffle de même nature.

La température prise pendant la consultation monta à 40° 5. Notre savant confrère porte le même diagnostic que nous : *phthisie aiguë à marche très rapide.*

Le 1er février, sur la demande des parents, je fis à huit heures du soir une première injection sous-cutanée de 17 grammes de sang de chèvre, Cette injection fut faite à la région fessière gauche. Le malade ressentit au moment une vive douleur qui était calmée le lendemain matin.

Le 3 février, la température de 39° descendit à 37° 3 et depuis oscille entre 37 et 38° et quelques dixièmes, sauf le 19 février où le malade eut une légère hémoptysie, le thermomètre monta ce jour-là à 39° 5.

En même temps que la fièvre baissait, plusieurs symptômes s'amendaient, les sueurs nocturnes diminuaient peu à peu pour bientôt disparaître.

La toux incessante diminuait dans la journée et disparaissait complètement la nuit, les crachats n'étaient purulents que le matin et le soir. Dans le courant de la journée ils étaient constitués par un liquide blanc spumeux, mais nullement purulent.

Quant aux signes stéthoscopiques, ils sont aussi notablement améliorés. En arrière, les râles ont presque disparu dans les deux tiers du poumon. Au tiers supérieur seulement on entend encore des râles sous-crépitants très fins et quelques craquements. En avant le tiers inférieur du poumon est à peu près dégagé, les deux tiers supérieurs sont tels qu'avant l'injection.

Deux autres injections ont été faites, l'une le 13 février, la seconde le 19, a été très douloureuse pendant 3 jours, c'est ce qui explique l'ascension de la température les deux jours qui ont suivi.

En tout cas le mieux se continue et le thermomètre ces jours-ci oscille entre 37 et 38°, quant aux autres symptômes ils sont à peu près les mêmes que ceux décrits plus haut.

Etat actuel. — M. le docteur Bousseaud à qui j'ai écrit ces jours derniers ne m'ayant pas répondu, je dois croire que l'état du malade a continué à s'améliorer.

6e Variété. — Tuberculose pulmonaire et laryngée.

La forme laryngée s'est toujours présentée comme celle chez laquelle nous n'avons pu constater aucune amélioration : tantôt les effets de l'injection ont été nuls, soit du côté du poumon, soit du côté du larynx ; parfois l'abaissement thermique a été constaté ainsi que la diminution des crachats, mais toujours la marche a été rapide et sa terminaison fatale ne tardait pas à avoir lieu.

Ainsi, sur plusieurs cas de phthisie laryngée, nous n'avons pu constater aucune amélioration et nous n'avons en rien modifié la marche et la durée.

Maintenant, il faut ajouter que les malades que nous avons traités étaient tous dans un état très avancé, soit du côté pulmonaire, soit du côté laryngé. Un seul qui paraissait au début du côté pulmonaire et dont les signes laryngés ne remontaient pas très loin a subi une seule injection qui fut malheureusement suivie d'un abcès. Le malade ne voulut pas recommencer. Mais nous croyons néanmoins que cette forme est celle qui ressent le moins l'action thérapeutique du sang de chèvre.

7e Variété. — Tuberculose ganglionnaire.

Numéro 11.

Observation recueillie par M. le docteur Moussier, chirurgien des Hôpitaux.

Mademoiselle B..., 18 ans, adénopathie tuberculeuse généralisée, père et mère suspects, un oncle maternel mort phthisique, un frère mort tuberculeux en bas âge.

Les ganglions parotidiens et sous-auxilliaires gauches sont surtout hypertrophiés et nul doute que tout le chapelet ganglionnaire ne participe à cette hypertrophie, car Mlle B... a depuis plusieurs années des vomissements incessants dès que le temps commence à devenir moins chaud, plus humide. Rien à l'auscultation de bien caractéristique. Bruit respiratoire atténué et expiration prolongée cependant.

Le 4 février 1891, sur la demande de la malade, injection de 15 grammes de sang de chèvre dans la fesse droite et presque aussitôt après même quantité dans la gauche, mais sortant de la même seringue et, chose à tenir en note, c'est la même aiguille qui de la fesse droite est immédiatement enfoncée dans la fesse gauche.

Le lendemain élévation de la température, qui de 37° la veille atteint 38°. Le lendemain douleur très vive dans la fesse droite, rien à gauche; le troisième jour, la malade peut se lever, toute douleur a à peu près complètement disparu. Aucun empâtement ni à droite, ni à gauche, les ganglions parotidiens paraissent moins empâtés. Température normale, les vomissements un peu moins fréquents. Cet état se maintient en s'accentuant même du côté des ganglions parotidiens, qui se délimitent bien mieux sous les doigts ainsi du reste que ceux de l'aisselle, lorsque le 6e jour est perçue une vive douleur dans la fesse gauche avec une température de 38°. A l'examen local, chaleur de la région fessière et résistance bien accentuée, pas de rougeur.

Les ganglions diminuent, mais les vomissements redeviennent de plus en plus incessants. Le huitième jour, température 38° 5, aggravation générale. douleur atroce dans la fesse gauche qui est de plus en plus résistante. Enfin le dixième jour, température 39° 3; sentant une fluctuation profonde, j'ouvre un phlegmon, de l'incision sort un pus mal lié au milieu duquel on trouve même des caillots sanguins équivalant comme volume à la quantité de sang de chèvre injecté ou à peu près (1). Suites très simples, retour à la santé au bout de quelques jours. Les ganglions ont diminué d'une façon appréciable.

Aujourd'hui, quatre mois après l'injection; Mlle B..., qui depuis un mois a dû, sur mon conseil, séjourner à la campagne pour se remettre d'une poussée tuberculeuse du côté du sommet droit (Car j'avais oublié de dire que vers la fin de mars elle fut prise de toux incessante avec sueurs nocturnes et que des craquements disséminés furent constatés au sommet droit) est mieux sous les rapports ganglionnaires ; son alimentation est suffisante et bien supportée, l'auscultation ne révèle qu'une respiration rude et sèche au sommet droit avec prolongation de l'expiration.

Réflexions. — Cette observation nous prouve, ainsi que nous le verrons dans d'autres observations, l'effet certain de l'action du sang de chèvre sur l'hypertrophie ganglionnaire d'origine tuberculeuse, mais elle nous démontre la nécessité d'apporter dans le choix et

(1) L'examen microscopique du sang recueilli dans l'abcès permet d'affirmer que les globules n'étaient pas ceux du sang de chèvre et qu'ils avaient tous les caractères des globules humains.

la propreté de l'aiguille toute l'aseptie la plus complète; il est, en effet, très possible que l'aiguille retirée de la fesse droite avait pu retenir dans son canal un très petit coagulum formé pendant le temps que l'on remplissait pour la seconde fois la seringue, et ce très petit coagulum, lancé par le jet sanguin dans la fesse gauche, a pu devenir dans ce point la cause de la non résorbption du sang injecté; je dois cependant ajouter que l'examen microscopique du sang trouvé au milieu du pus a permis de constater les caractères des globules humains et non ceux de la chèvre, néanmoins nous croyons pouvoir attribuer à un défaut d'antiseptie la formation de cet abcès.

Numéro 12.

Observation recueillie par M. le docteur Plantard, médecin de l'hôpital de Chantenay.

Jeune homme de 23 ans, beau gars, bien musclé, figure intelligente, est ferblantier, ne travaille plus depuis quelques mois, par suite d'une fièvre hectique et d'un manque d'appétit.

Légère crépitation aux sommets du poumon gauche : mais surtout engorgement très considérable de tous les ganglions cervicaux formant un collier de véritables tumeurs: a eu recours à bien des médecins, a suivi toutes les médications depuis le sirop de Gibert, l'iodure de potassium et l'arsenic jusqu'à toutes les pommades fondantes.

Première injection de quinze grammes de sang de chèvre le 15 avril : le malade se trouve mieux, mange mieux, sent les forces lui revenir, il est difficile de dire que les tumeurs ganglionnaires aient diminué; le malade le prétend, lui. Toutes les précautions antiseptiques avaient été prises, lavage du cou de la chèvre avec une forte solution d'acide borique, lavage de la région fessière au savon noir puis avec la solution d'acide borique et avec l'éther, l'aiguille est passée à l'eau bouillante et à l'acide, il en est de même de la seringue.

Trois semaines après, deuxième injection : On a oublié l'antiseptique et l'éther, lavages seulement aussi complets que possible: on fait bouillir l'aiguille. Trois jours après, je pouvais constater un empâtement considérable de la région, puis 15 jours après je donnais issue à un flot de pus.

Aujourd'hui tout est rentré dans l'ordre; mon malade se porte bien et travaille comme par le passé, je ne trouve pas un grand changement dans sa masse ganglionnaire, mais ces masses qui étaient très douloureuses ont cessé de l'être.

Nous constatons surtout dans cette observation la nécessité d'une antiseptie complète ainsi que l'observation précédente l'avait déjà affirmé.

Numéro 13.

Observation de M. le docteur Leray

Thèse inaugurale page 53

Ganglions cervicaux non suppurés. — Amélioration.

Le D..., Constant, 6 ans, hérédité, mère, quatre frères morts en bas âge d'affections tuberculeuses.

Ce malade est atteint de ganglions cervicaux non

suppurés, formant une seule masse du volume du poing ; c'est chez lui la seule manifestation de la diathèse, sauf de petits ganglions axillaires à gauche (côté correspondant aux ganglions cericaux).

1re injection, le 6 mai 1891, 15 grammes, à la région fessière.

2e injection, le 2 mai 1891, 15 grammes, à la région fessière ; pas de tuméfaction, pas d'urticaire.

3e injection, le 17 juin 1891, 10 grammes à la région fessière.

La masse ganglionnaire est maintenant divisée en nombreux ganglions, dont le volume total n'atteint pas la moitié de celui qu'ils avaient précédemment.

Numéro 14.

Observation recueillie par MM. Le Ray et Gaston, internes du service chirurgical de M. le docteur Raingeard.

Ganglions suppurés et ostéite maxillaire. — Amélioration.

Thèse inaugurale du docteur Leray, p. 49.

Lard..., Pierre, six ans, père mort tuberculeux. Atteint, il y a deux ans, d'écoulements purulents des deux oreilles, suivis de surdité presque complète. Nombreux ganglions cervicaux ; de plus, deux fistules mènent sur un séquestre de la branche montante du maxillaire inférieur. Poids 15 kil. 200.

1re injection, le 4 mars, 10 grammes, à la région fessière ; légère tuméfaction, quatre jours après quelques plaques d'urticaire à la région injectée (région fessière), ni douleur, ni tuméfaction notables. Les ganglions ont beaucoup diminué de volume et la suppuration est moins abondante.

3e injection, 10 grammes, le 13 mai, à la région fessière; empâtement, rougeur, tuméfaction, qui disparaissent en trois ou quatre jours; pas d'urticaire.

Le 3 juin, les ganglions ont presque disparu; la suppuration presque tarie, et M. le docteur Raingeard se décide à enlever le séquestre du maxillaire; malheureusement, une des fistules communiquant avec la bouche, le sang tombe dans le pharynx, la respiration est compromise, et l'opération doit être interrompue. Le poids du malade est de 17 kilos, et les ganglions ont disparu; plus tard, le séquestre étant plus mobile, on pourra tenter son ablation.

Numéro 15.

8e Variété. — Tuberculose osseuse.

Observation de M. le docteur Le Ray.

SERVICE CHIRURGICAL DE M. LE DOCTEUR RAINGEARD

Thèse inaugurale, p. 46.

Le M..., 16 ans et demi, hérédité. Père mort tuberculeux, un frère et deux sœurs morts de tuberculose pulmonaire.

Antécédents : début, trois ans; tuberculoses osseuses de la main et jambe droite opérées par grattage.

Ablation de la diaphyse tibiale, à la suite d'une nécrose de cet os ayant présenté le tableau clinique d'une ostéomyélite, grattages successifs pour tuberculoses osseuses de la malléole externe gauche du coude, du même côté et de la jambe droite. L'examen bacillaire a été pratiqué à diverses reprises et en constate l'existence.

Rentré à l'hôpital, en janvier 1891, pour une fistule

persistante à la diaphyse tibiale opérée il y a deux ans; ce malade a déjà subi, pour sa fistule, deux grattages, de nombreuses injections à l'éther iodoformé, la teinture d'iode, le chlorure de zinc.

Poids : 60 k. 300. Température normale.

1re injection, 15 grammes, à la partie postérieure de la jambe malade et dans la fistule ; douleur vive, mais passagère ; urticaire le 1er mars ; tuméfaction, mais pas d'abcès.

2e injection, le 9 mars, 15 grammes à la région fessière du côté malade. A la suite de cette injection, la peau paraît s'enfoncer dans la fistule, dont la suppuration est tarie ; le malade est pris d'un torticolis qui dure quinze jours.

La cicatrisation de la fistule s'arrête, la suppuration reprend, bien que moins abondante qu'auparavant.

Une 3e injection de 15 grammes est faite, le 8 avril, pas de tuméfaction, pas d'urticaire ; mais pas de résultats locaux appréciables.

Le malade quitte l'hôpital à la fin d'avril. Poids : 62 kilos.

Numéro 16.

Observation recueillie par MM. Le Ray et Gaston (INTERNES).

Tuberculose de l'épiphyse superieure du tibia. — Amelioration.

SERVICE DE M. LE DOCTEUR RAINGEARD

Thèse du docteur Le Ray, p. 47.

Giff..., 6 ans, pas d'hérédité. Atteint de plaies fongueuses situées au dessous du genou et aboutissant à des points dénudés de l'extrémité supérieure du tibia;

a été traité successivement à l'Hospice Général : puis à l'hôpital de Pen-Bron, d'où il a été renvoyé au bout de quelques jours (était atteint de pelade). Le début de l'affection remonte à deux ans; l'enfant a déjà subi deux grattages, on sent encore des points dénudés; mais avant de lui faire subir une autre intervention chirurgicale, M. le docteur Raingeard lui fait faire des injections de sang de chèvre. Etat général, bon.

1re injection, le 4 mars, 10 grammes, à la région fessière du côté malade; 4 jours après, violente poussée d'urticaire, pas de tuméfaction, peu de douleurs. Poids du malade, 14 kil. 500.

2e injection, 7 grammes 1/2, le 23 avril, ni douleur, ni urticaire, ni tuméfaction.

3e injection, le 13 mai, 10 grammes, empâtement assez prononcé de la région injectée, tissus rouges et douloureux ; cet empâtement, traité par le repos et les cataplasmes antiseptiques, disparait au bout de trois jours.

Les plaies ont diminué, la partie osseuse nécrosée devra être supprimée. Le poids actuel est de 15 k. 600, l'état général excellent.

Numéro 17.

Observation recueillie par MM. Le Ray et Gaston (INTERNES).

Tubercu'ose intestinale, mal de Pott. — Amélioration.

SERVICE DE M. LE DOCTEUR RAINGEARD.

Thèse du docteur Le Ray, p. 48.

H..., Eugène, 7 ans, pas d'hérédité. Début en juin 1887. Gibbosité dorsale, paraplégie, vomissements et déjections purulentes. Le malade est traité par le corset de Sayse, les courants continus et intermittents, les pointes de feu, etc.

Il est rétabli en 1889 et marche avec deux béquilles.

Cependant, il souffre d'une diarrhée incoercible ayant succédé à des déjections purulentes. Les purgatifs, le bismuth, l'opium, l'azotate d'argent sont employés en vain.

A la fin de 1890, la diarrhée est continuelle ; la paraplégie commence à reparaître ; la région dorsale est douloureuse et un abcès, gros comme le poing, fait saillie un peu au-dessous et à gauche de la gibbosité, la température dépasse 38° ; le poids est de 12 k. 300.

1re injection, 15 grammes, à la région fessière, le 6 février. Urticaire le 11. Dès le lendemain, la température tombe à 37°4 et la diarrhée disparait ; le 14 février, ouverture de l'abcès ; la température, ce jour seulement, dépasse 38°.

2e injection de 15 grammes le 23 février, urticaire le 26.

3e injection de 10 grammes le 4 mars, la diarrhée reparait le lendemain de la visite des parents. Poids : 13 kilos.

4e injection, le 18 mars, la température s'élève le soir de l'injection ; puis baisse rapidement, la diarrhée a totalement disparu ; une tuméfaction avec rougeur existe à la fesse injectée ; la température s'élève ; bientôt la fluctuation se manifeste, et le 5 avril, un coup de bistouri donne passage à un verre de pus crémeux et bien lié. Cet abcès est lavé, drainé et guérit facilement.

5e injection, le 22 avril, de 10 grammes ; pas d'urticaire, pas de tuméfaction.

6e injection, le 13 mai ; dès le soir, quelques nausées et plaques d'urticaire. Tuméfaction qui disparaît en deux jours.

Poids : 12 k. 200. Pas de diarrhée.

Numéro 18.

9e Variété. — Lupus de la face.

Observation recueillie par M. le docteur Patoureau, chirurgien des hôpitaux.

Mme X..., 29 ans, tuberculeuse très avancée ; cavernes à droite et à gauche ; malade depuis six ans ; amaigrissement considérable, sueurs et perte d'appétit, soutenue surtout par son énergie morale. Atteinte d'un lupus de la face ayant envahi successivement la cloison nasale, détruit les ailes, attaqué le plancher des fosses nasales et presque rongé le lobule du nez.

1re injection générale de 15 grammes à la fesse ; douleur, peu d'effet. Les injections furent alors locales, à la dose de 2 à 3 grammes par seringue de Pravaz, dirigées vers la partie périphérique et aussi les parties ulcérées, d'où sept injections locales. Amélioration dès la première ; la cloison finit par se rompre et se cicatriser complètement ; les joues pâlissent sur les plaques congestionnées.

L'état général pulmonaire aussi grave ne tarda pas à enlever la malade, dont le lupus était cependant si amélioré que l'on pouvait le considérer comme guéri.

Lupus de la face. — Amélioration.

Numéro 19.

Observation recueillie par MM. Leray et Gaston.

Thèse du docteur Leray, page 54.

Lot.., Ferdinand, 52 ans, employé à l'Hôtel-Dieu, hérédité, mère morte de rhumatisme articulaire, père mort de congestion cérébrale.

Le début remonte à 10 ans, le lupus aurait attaqué d'abord la narine gauche.

Aujourd'hui, le nez n'existe plus, les narines sont remplacées par deux petits orifices circulaires, les paupières inférieures sont attirées en bas et tendues, laissant à nu toute la conjonctive palpébrale, les points lacrymaux cependant sont peu déviés. Le malade se sent la figure serrée dans un étau ; la face est rouge, inégale, présentant sous le doigt des nodosités résistantes et des parties molles ; de plus, les lèvres dans leurs parties cutanées sont couvertes de croûtes qui tombent de temps à autre pour faire place à des ulcérations. Le malade a subi tous les traitements, grattages, pommades, pointes de feu, etc.

Le 13 mai, première injection de cinq grammes de sang de chèvre dans le tissu des deux joues, pas d'urticaire et pas de tuméfaction.

Le 21 mai, deuxième injection, semblable à la précédente, pas de douleur, pas de tuméfaction.

Troisième injection le 17 juin, semblable aux deux précédentes, pas d'accidents. Les tissus semblent se décolorer et devenir plus souples, le malade se sent soulagé et quelques-unes des ulcérations sont cicatrisées.

Ce malade en cours de traitement se trouvant amélioré est revenu plusieurs fois à l'hôpital demander le secours des injections que notre absence a jusqu'à ce jour reculé.

Nous venons de faire l'historique des faits qui ont été constatés par les médecins ayant employé ce traitement dans les différentes formes de la tuberculose, nous les soumettons sans commentaire à l'appréciation de nos confrères, laissant au temps seul et à l'observation clinique le soin de déterminer la valeur réelle de cette nouvelle méthode et de rechercher si l'action du sang de chèvre est bactéricide ou seulement dynamogène et si les effets sont dus soit au sang en entier, soit seulement au sérum.

Ces faits établis avec la plus grande sincérité prouvent incontestablement l'utilité de nouvelles recherches, et les avantages sérieux et indiscutables que l'on peut retirer d'une méthode scientifique nouvelle établie d'après les découvertes modernes et qu'il est possible de généraliser pour combattre non seulement la tuberculose, mais d'autres maladies infectieuses.

Les observations que nous avons reproduites prouvent les heureux effets de cette médication lorsqu'on l'applique surtout à des sujets sur lesquels le développement bacillaire n'est pas encore trop considérable et qui par conséquent n'a pas encore pu produire des lésions complètement incurables.

Comment espérer la guérison chez les tuberculeux arrivés à la dernière période de la cachexie et chez lesquels l'auscultation a révélé l'existence de cavernes considérables ? Pourtant ce sont principalement ces malades qui viennent implorer le bénéfice de notre méthode. Sans nous décourager des insuccès inhérents à la gravité et à l'étendue des lésions, nous leur pratiquons nos injections et bien souvent nous sommes récompensés par une amélioration incontestable que nous leur procurons (voir les observations 1,6,7,8,9,10). Ce qui nous prouve encore que si nous avions appliqué ces injections à la période de début ou dans cet état prémonitoire que le médecin prévoit très souvent, les résultats auraient été bien plus heureux et même presque certains, comme nous les avons vus chez plusieurs de nos malades et dans ceux cités aux observations 3, 4, 5.

Des injections de sérum.

Notre procédé consiste dans l'injection du sang entier, tandis que MM. Richet et Héricourt ont appliqué l'hématothérapie en utilisant seulement le sérum de chien ; il est alors très intéressant de déterminer les effets obtenus par l'emploi de l'hémocyne seule ; aussi croyons-nous utile de reproduire un extrait des communications faites sur ce sujet au dernier Congrès de la tuberculose.

MM. Richet et Héricourt, ayant remarqué que l'infusion péritonéale du sang de chien ou seulement l'injection de sérum de sang de chien exerçait une influence retardante sur l'évolution de la tuberculose, eurent l'idée d'appliquer à la thérapeutique de la tuberculose ces données expérimentales. Les premières injections de sérum sur l'homme eurent lieu le 6 décembre 1889, tandis que dans notre communication à la Société de biologie nous indiquions que dès le 3 décembre nous avions pratiqué déjà l'injection du sang de chèvre chez un tuberculeux, qui en avait éprouvé une réelle amélioration.

Le sérum, toujours recueilli dans des récipients stérilisés, sur des animaux autopsiés et ne datant pas de plus de huit jours, était injecté à la dose de un à deux centimètres cubes et les injections étaient renouvelées deux ou trois fois par semaine. Les doses totales injectées ont varié entre 5 et 50 centimètres cubes.

Les résultats thérapeutiques obtenus sur une cinquantaine d'observations sont les suivants:

Chez les phthisiques au troisième degré, dans le cas où tout traitement aurait échoué, les injections n'ont modifié la maladie ni en bien ni en mal.

Chez les phthisiques au deuxième degré, de phthisie laryngée, de cachexie consécutive à des suppurations osseuses, les résultats ont été excellents. Les tuberculeux pulmonaires voyaient rapidement disparaitre les vomissements, les sueurs nocturnes, l'amaigrissement, les règles revenaient, le sommeil redevenait bon; les cavités se séchaient, l'expectoration de purulente devenait muco-purulente, les bacilles diminuaient dans les crachats.

Chez les lupiques, les tissus se décongestionnaient et dans trois cas sur sept la cicatrisation s'est faite en partie.

Dans plusieurs cas de phthisie laryngée, les ulcérations des cordes vocales se sont cicatrisées.

M. le docteur Fournier a pratiqué ces injections chez des syphilitiques à formes malignes récidivantes et ulcéreuses, et il a constamment enregistré une augmentation de poids, une amélioration très sensible de l'état général, ce qui permettait à ces malades de pouvoir continuer leur traitement et d'arriver ainsi à la guérison.

M. le docteur Semmola, de Naples, a associé les injections de sérum avec l'administration de l'iodoforme à dose fractionnée, mais il constate que dans les cas graves les injections de sérum n'ont rien donné, tandis que dans les formes moyennes il a obtenu une diminution des bacilles : dans un cas, leur nombre est tombé de 23 à 1 ; dans un autre, ils ont momentanément disparu.

L'appétit et les forces avaient augmenté chez ces sujets, bien qu'ils ne fussent pas soumis à de la suralimentation.

M. Kermisson a pratiqué la laparotomie chez une petite fille de 3 ans et demi, atteinte de péritonite tuberculeuse à forme ascitique. Une ponction préalable avait permis de retirer 4 litres 1|2 de liquide. mais l'épanchement s'étant reformé on fut obligé de l'opérer et de pratiquer le lavage de la cavité avec une solution boriquée saturée. Au cours de l'opération, on put constater de nombreuses granulations sur le péritoine pariétal et viscéral. La guérison de la plaie opératoire fut rapide, mais peu après le liquide se reforma de nouveau. Sur les conseils de M. Pinard, on lui fit des injections de sérum de chien, les phénomènes locaux disparurent et il ne reste actuellement ni ascite ni induration.

L'état général est florissant.

M. Pinard pratiqua, le 5 mars, une injection de

sérum de chien à la dose d'un centimètre cube chez deux enfants nés avant terme de mères tuberculeuses. Les mères moururent l'une 9 jours, l'autre 11 jours après l'accouchement, sans autre maladie que leur tuberculose.

Les deux enfants reçurent, l'un 4 injections l'autre 5 : elles furent pratiquées tous les deux jours et ne produisirent aucun accident.

Le premier enfant, qui au moment de la naissance pesait 2,600 grammes et qui était descendu à 2,300 remonta rapidement à 2,630. Le second de 1,500 grammes était descendu à 1,?00 ; il remonta le 26 mars à 1520 grammes.

Le résultat a donc été immédiat, le sérum a agi comme excitant à la nutrition.

Depuis cette époque, M. le professeur Pinard a appliqué ce traitement aux nouveau-nés en état de faiblesse congénitale, des injections de sérum étaient répétées à la dose de 2 centimètres cubes tous les deux jours. Sur 21 enfants ainsi traités 4 sont morts, les 17 autres en ont retiré un réel bénéfice. Sans vouloir tirer de conclusion, notre éminent collègue croit pouvoir dire que l'injection de sérum chez le nouveau-né ne produit pas d'accident, qu'elle constitue un tonique excellent, un auxiliaire puissant de la couveuse et du gavage.

Ces faits ajoutés à ceux qui résultent de nos observations prouvent que l'hématothérapie est appelée à jouer un rôle nouveau dans la thérapeutique. Il nous reste cependant à examiner, sans entrer dans des considérations scientifiques qui feront le sujet d'un autre mémoire, quel est le meilleur mode d'emploi : sang entier ou sérum, quel est l'animal à préférer pour fournir le liquide à injecter.

Les auteurs paraissent tous unanimes à reconnaître que ce n'est pas exclusivement par l'intervention d'éléments figurés que se fait la lutte contre les agents infectieux et, depuis la thèse publiée en 1884, par Grohmann sous l'inspiration du professeur Schmidt de Dorpat, le sérum seul paraît avoir les propriétés bactéricides.

Cette propriété du sérum a surtout été affirmée par Büchner, et les différents travaux de Richet et Héricourt, de Fodor, de Charrin et Roger, de Behring, d'Ogata et de Jasuhara sont venus la confirmer.

Mais pour produire cette immunité permanente ou temporaire, est-il nécessaire d'agir avec un sérum provenant d'un animal réfractaire ?

Ainsi, lorsque nous avons voulu établir une culture bacillaire de Koch avec un sérum réfractaire, tel que celui des caprins, le résultat a-t-il été négatif, tandis que le sérum des bovides nous avait toujours donné des résultats positifs.

Nous n'ignorons pas que cette conclusion ne doit pas être absolument formelle, car il nous faudrait répéter plusieurs fois ces cultures dans des conditions identiques pour oser affirmer d'une manière positive l'impossibilité d'obtenir des cultures bacillaires sur un sérum caprique, mais nos expériences nous ayant donné ce résultat négatif, nous croyons devoir le signaler, tout en émettant des réserves.

D'un autre côté, quand pourra-t-on affirmer qu'un animal est absolument réfractaire ? Faut-il entendre par cette qualité de réfractaire l'immunité absolue aussi bien contre la forme spontanée que contre celle qui peut être le résultat d'une inoculation expérimentale ?

Ne voyons-nous pas, comme le faisait remarquer M. le professeur Nocard, l'immunité de race être modifiée quand on vient à lui inoculer une grande quantité du microbe contre lequel cette race est réfractaire ?

Ne voyons-nous pas le lapin réfractaire expérimentalement au charbon symptomatique prendre ce charbon et y succomber lorsqu'on lui inocule en même temps une culture non pathogène, celle du micrococcus prodigiosus et même un produit chimique plus simple, la trimethylamine ?

Nous ne pouvons donc jamais dire qu'un animal est réfractaire à toute inoculation spéciale, et nous devons considérer l'état de réfractaire au point de vue seulement de l'évolution spontanée d'une maladie infectieuse.

En effet, nous voyons les conditions les plus simples faire varier l'immunité : tantôt ce sera le climat, tantôt ce sera le mode d'inoculation, tantôt ce seront de véritables agents chimiques injectés avant, pendant ou après l'inoculation du produit virulent. Alors comment et pourquoi vouloir entendre par ce mot réfractaire toute impossibilité absolue et permanente de résister à tout jamais à une injection déterminée dans n'importe quelle condition de vie, de milieu, ou d'expérimentation ?

Ce sujet sera impossible à trouver, aussi croyons-nous que la chèvre est encore l'animal qui jusqu'à présent offre les meilleures conditions de résistance à la tuberculose.

Mais à côté d'elle, se trouve le mouton doué également de propriétés remarquables de résistance à la tuberculose.

Si le sérum doit être choisi comme liquide à injecter, pourquoi alors ne s'adresserait-on pas à cet animal de boucherie qui pourrait fournir presque chaque jour une préparation fraiche de sérum et dans des conditions de conservation qui éviteraient tout accident possible.

Nous avons vu que dans les observations citées plus haut, de MM. Richet et Héricourt, Semmola, Pinard, les propriétés bactéricides du sérum injecté n'avaient pas toujours été bien constatées et que l'hemocyne paraissait ne pas avoir une action anti-bacillaire bien marquée mais agir plutôt comme excitant général de la nutrition.

Cependant, dans nos observations recueillies chez les malades traités par les injections de sang entier, nous croyons avoir constaté chez plusieurs d'entre eux (n° 1 et n° 6) une disparition complète de l'expectoration, avec retour à la santé, maintenu jusqu'à ce jour et, par conséquent, retour à un état dans lequel la présence du bacille n'est plus constatable (n° 6), car il n'existe plus aucune expectoration ; chez l'autre (n° 1), l'amélioration a parfaitement coïncidé avec la diminution et presque la disparition des bacilles dans les crachats.

Faut-il ajouter que la diminution de l'expectoration, son changement de caractères physiques ont presque toujours été le phénomène le plus constant qui suivait l'injection du sang de chèvre.

Sans admettre l'action bactéricide de ce sang de

chèvre, comment expliquer ces effets se traduisant, dans nos observations de tuberculose pulmonaire au 3e degré, par la cessation et la disparition du gargouillement et des râles humides qui laissaient entendre à leur place des bruits cavitaires secs.

Si nous n'avions jamais eu que des phénomènes constatés, soit par augmentation de poids, soit par une diminution des sueurs. une apparition de l'appétit, nous aurions pu croire à une action purement excitante des fonctions digestives ; mais quand cette amélioration de l'état digestif marchait toujours parrallèlement à une amélioration dans les signes pulmonaires physiques ou stéthoscopiques, nous ne pouvons nous décider à n'admettre qu'une action dynamogène.

Certes, nous ne croyons pas à une action bactéricide suffisante pour tuer tous les bacilles ; de telle sorte qu'un malade, ainsi injecté, n'aurait plus pour se guérir qu'à soigner le processus purement inflammatoire et à ne plus s'occuper de l'action pathogène des microbes de Koch. Loin de nous cette pensée, mais nous croyons que la modification apportée aux liquides de l'organisme bacillé par l'injection du sang de chèvre, a été assez puissante pour placer le sujet malade dans un état particulier de résistance.

Cet état se rapproche de l'immunité obtenue par les expérimentateurs Richet et Héricourt qui confèrent l'immunité contre le staphylococcus pyosepticus à des lapins ayant reçu une injection péritonéale de sang de chien réfractaire à ce microbe, de celle qui a été obtenue par les expériences de Behring, de celle qui a été signalée par Ogata et, enfin, de celle que nous obtenons également par le sang de bovidés, au sujet de la morve, dans nos expériences relatées dans ce mémoire.

Le 7 juin 1890, MM. Bouchard et Charrin annoncent que si on injectait dans le péritoine des lapins du sang de chien, animal très résistant au B : pyocyanique, ces lapins, ainsi injectés, vivaient trois ou quatre jours de plus que les lapins témoins.

Évidemment, cette dernière expérience démontre que l'immunité absolue n'avait pas été obtenue, mais qu'elle a cependant existé dans une certaine mesure et qu'elle avait été certainement due à des modifications provoquées chez les liquides organiques par le contact dn sang de chien injecté.

Nous admettons que l'action bactéricide du sang de chèvre, chez nos tuberculeux, n'est que passagère ; qu'elle n'est pas aussi intense que nous le désirons, mais nous croyons à son existence et nous lui attribuons les résultats obtenus du côté pulmonaire, en invoquant un état semblable à celui qui s'est produit dans le cas de la chèvre de M. Nocard, cité plus haut, et dans lequel nous avons vu une grande quantité de culture bacillaire, introduite dans la circulation, y séjourner, comme endormie par la nature du milieu dans lequel elle vivait, jusqu'au moment où les conditions de milieu ont été changées par l'apparition d'une nouvelle cachexie.

Le sang de chèvre, animal peu sympathique à la tuberculose jouit de cette propriété ; mais a-t-il besoin d'être dans son entier ou représenté seulement par son sérum ?

M. le professeur Lépine, d'accord avec les autorités scientifiques citées ci-dessus, croit que ce sont les matériaux albuminoïdes du sérum seuls qui agissent. Dès lors, pourquoi injecter des globules, qui, comme on sait, n'ont dans le plasma du transfusé qu'une existence éphémère et qui d'ailleurs, pour la plupart, n'étant point absorbés tels quels, produisent une irritation du tissu cellulaire sous-cutané.

Sans refuser à toutes ces hautes autorités scientifiques les propriétés spécifiques du sérum, nous restons avec une certaine tendance à injecter le sang entier. Voyez les beaux succès obtenus, en 1874, par Hasse de Nordhausen qui, transfusant du sang d'agneau, animal également réfractaire à la tuberculose spontanée, obtenait : diminution considérable de la toux et de l'expectoration, cessation de la fièvre hectique, retour de l'appétit et des forces ; les malades pouvaient quitter le lit et reprendre leurs occupations après avoir été dans l'état le plus misérable. Les signes stéthoscopiques révélaient aussi une grande amélioration.

N'est-ce pas le cortège symptomatique que nous constatons à la suite de nos injections de sang entier, procédé qui a toute la valeur de la transfusion sans en avoir les dangers ?

Nous reconnaissons cependant que la pratique de ces injections offre bien quelques difficultés. — Il faut saigner l'animal près du malade, s'entourer de précautions antiseptiques extrêmes et qui n'empêchent pas parfois la formation d'abcès très douloureux.

Aussi, les auteurs qui préconisent le sérum ont-ils pour eux l'avantage d'éviter une partie des accidents. Cependant nous croyons que l'usage du sérum offre bien aussi des inconvénients. Citons-les : D'abord, nous croyons que l'usage du sérum de chien doit être abandonné après les raisons que nous avons exposées.

L'animal à choisir alors comme réfractaire devra être la chèvre ou le mouton, car tous deux sont également réfractaires à la tuberculose spontanée (Voir Nocard, dans son cours, ou dans Masselin déjà cité p. 200).

Si la chèvre a d'abord été choisie par nous, c'est, comme nous l'avons dit dans notre premier mémoire, que nous sommes partis de l'idée de prendre un réfractaire pour devenir un sujet vaccinifère, alors nous devions immédiatement éliminer le mouton, capable d'être atteint de clavelée, sorte de variole.

Mais, puisque dans ce cas il s'agit du choix d'un réfractaire à la tuberculose spontanée pour fournir facilement et fréquemment un sérum frais, nous accordons la préférence au mouton qui, étant un animal de boucherie, pourra facilement être autopsié après avoir fourni vivant la quantité de sang pour préparer chaque jour le sérum à injecter.

MM. Richet et Héricourt ont indiqué un procédé facile de préparation de sérum, sans avoir recours à des appareils centrifuges, comme le recommandait M. le professeur Lépine.

Nous avons nous-mêmes perfectionné le procédé de MM. Richet et Héricourt, et déjà, depuis longtemps, nous préparons chaque jour du sérum de mouton avec lequel nous avons injecté un certain nombre de malades sans accidents et dont les effets seront publiés plus tard, lorsque le temps nous aura permis de les contrôler.

Mais, dès à présent, nous pouvons affirmer que l'emploi de ce sérum est complètement inoffensif quand toutes les précautions relativesà sa préparation ont été bien prises et quand le médecin qui l'injecte a soin de se rendre compte de sa qualité, par l'aspect de sa transparence, de son odeur et de l'âge de la préparation.

Nous croyons donc que lorsque ces conditions sont parfaitement remplies, les injections de ce sérum devront remplacer celles du sérum du sang de chien, et qu'elles sont appelées à rendre de réels services dans le traitement de plusieurs maladies infectieuses, notamment dans celui de la tuberculose,

En effet, en supposant même qu'elles n'aient qu'une valeur bactéricide secondaire, elles ont surtout un effet dynamogène considérable. Cependant nous persistons à donner la préférence aux injections de sang de chèvre en entier, restant convaincus que le tout vaut mieux que la partie et que le sérum mal préparé ou en des mains imprudentes pourra déterminer des accidents septicémiques graves, tandis que l'injection de sang entier, pratiqué suivant les règles posées par nous, ne pourra jamais avoir que le seul inconvénient, celui de provoquer la formation d'un abcès qui, en tout cas, n'aura jamais la gravité d'une injection de produits septicémisés.

Cette méthode d'injection de sérum pour combattre certaines maladies infectieuses qui trouvent dans la composition physico-chimique du sang du malade un milieu de culture favorable au développement des germes, se trouve, pour ainsi dire, marcher parallèlement aux autres injections proposées par Brown-Séquard et Onimus.

Au dernier Congrès de l'Association française, notre savant confrère de Monaco, M. le docteur Onimus, a fait une communication pleine d'intérêt sur l'emploi d'injections sous-cutanées contenant les extraits liquides, la partie supérieure de la moelle et du bulbe ou bien les extraits de muscle.

MM. Brown-Séquard et d'Arsonval émettent l'avis que les glandes de l'organisme sécrètent des produits actifs qui jouent un rôle considérable dans les phénomènes de nutrition générale et que toutes les affections résultant de l'abolition ou de la diminution de ces produits actifs sont guéries ou améliorées par des injections du liquide de ces glandes.

M. Onimus suppose que les cellules nerveuses ou même les fibres musculaires agissent comme des cellules glandulaires et que leurs extraits obtenus par trituration ont une influence certaine dans les lésions des mêmes éléments, c'est ainsi qu'il aurait obtenu des résultats remarquables dans les affections des centres nerveux par des injections de macération des cellules de la moelle, et qu'il aurait réveillé la tonicité du muscle cardiaque, dans un cas d'asystolie par une injection de macération du muscle cardiaque.

Pourquoi donc un sang malade, devenu, par conséquent, apte au développement d'un germe infectieux ne retrouverait-il pas son état de santé, c'est-à-dire de résistance à l'envahissement infectieux, par suite de la modification qu'apporterait à ses éléments albuminoïdes une injection d'un sang vigoureux, fourni par un animal ayant une grande résistance et, par conséquent porteur d'un sang dont la composition physico-chimique est un moyen de s'opposer à cette maladie infectieuse.

Alors pourquoi le sang de chèvre, ou son sérum, ne viendrait-il pas fournir des produits utiles, nécessaires à la nutrition générale, comme les extraits cités ci-dessus, et favoriser la formation d'un nouvel état se rapprochant de l'état normal et hostile, par conséquent, à l'infection.

Tels sont les faits et les réflexions que nous avons cru devoir exposer.

Les résultats obtenus et constatés par nos confrères sont la reproduction exacte de ceux que nous avons obtenus nous-mêmes dans l'application de notre méthode sur plus de cent cinquante malades, soit de la ville, soit des hôpitaux. Comme accidents consécutifs, nous avons eu chez un tiers environ de l'urticaire et des abcès très rarement, huit abcès sur cent cinquante injectés. Quant aux effets obtenus, ils peuvent se résumer ainsi :

Au début de la tuberculose, on obtient toujours une si grande amélioration que l'on peut la considérer comme une guérison.

Dans la période de ramollissement, on obtient encore très souvent une grande amélioration caractérisée par un retour des forces et une diminution dans les crachats et la toux, alors que tous les traitements classiques ont complètement échoué.

Ces résultats heureux justifient donc les efforts que nous faisons pour vulgariser l'hématothérapie. Le problème de la guérison de la tuberculose et des autres maladies infectieuses est tellement important, surtout en présence du chiffre toujours croissant de la mortalité par cette première affection et du peu de succès obtenu par les médications usitées jusqu'à ce jour, que nous croyons être utiles en reproduisant nos observations, en demandant à nos collègues de répéter nos expériences, de les contrôler, tout en laissant au temps et à la clinique le soin de vérifier les effets, la valeur thérapeutipue de cette nouvelle méthode de traitement basée entièrement sur les découvertes scientifiques les plus modernes.

TABLE DES MATIÈRES

NANTES. — IMPRIMERIE DU COMMERCE, 6, RUE SCRIBE.

www.ingramcontent.com/pod-product-compliance
Ingram Content Group UK Ltd.
Pitfield, Milton Keynes, MK11 3LW, UK
UKHW021235230726
13926UKWH00003B/1454

9 782016 146033